Plan de alimentación basado en plantas

Un plan de 3 semanas para principiantes y usuarios avanzados

Hellen Cook

Copyright del texto © [Hellen Cook]

Todos los derechos reservados. Ninguna parte de esta guía puede ser reproducida en forma alguna sin permiso escrito del editor, excepto en el caso de breves citas incorporadas en artículos o reseñas críticas.

Legal & Descargo de responsabilidad

La información contenida en este libro y su contenido no tiene por objeto reemplazar o sustituir ninguna forma de asesoramiento médico o profesional; y no pretende sustituir la necesidad de asesoramiento o servicios médicos, financieros, jurídicos o profesionales de otro tipo independientes, según sea necesario. El contenido y la información de este libro se ha proporcionado sólo con fines educativos y de entretenimiento.

El contenido y la información de este libro se ha compilado a partir de fuentes consideradas fiables, y es exacto según el conocimiento, la información y la creencia del Autor. Sin embargo, el autor no puede garantizar su exactitud y validez y no puede ser considerado responsable de ningún error y/u omisión. Además, periódicamente se realizan cambios en este libro cuando es necesario. Cuando sea apropiado y/o necesario, debe consultar a un profesional (incluyendo, pero no limitado a su médico, abogado, asesor financiero o cualquier otro asesor profesional) antes de usar cualquiera de los remedios, técnicas o información sugeridos en este libro.

Al utilizar el contenido y la información contenida en este libro, usted acepta eximir al Autor de cualquier daño, costo y gasto, incluyendo cualquier honorario legal que pueda resultar de la aplicación de cualquier información proporcionada por este libro. Esta renuncia se aplica a cualquier pérdida, daño o perjuicio causado por el uso y la aplicación, ya sea directa o indirectamente, de cualquier consejo o información presentada, ya sea por incumplimiento de contrato, agravio, negligencia, lesión personal, intención criminal o bajo cualquier otra causa de acción.

Usted se compromete a aceptar todos los riesgos de usar la información presentada en este libro.

Usted está de acuerdo en que, al continuar leyendo este libro, cuando sea apropiado y/o necesario, deberá consultar a un profesional (incluyendo, pero no limitándose a su médico, abogado o asesor financiero o cualquier otro asesor que sea necesario) antes de usar cualquiera de los remedios, técnicas o información sugeridos en este libro.

Índice

Introducción 1

Capítulo 1 ¿Qué es la dieta a base de plantas? 4

Capítulo 2 Tipos de dieta basada en plantas 13

Capítulo 3 Cómo una dieta a base de plantas puede mejorar su salud. 15

Capítulo 4 Consejos útiles 20

Capítulo 5 Lo que vas a comer 28

    Verduras y legumbres 28

    Nueces y semillas 30

    Granos enteros 33

    Frutas 35

Capítulo 6 Lista básica de compras 39

Capítulo 7 Cómo planear su comida 43

Capítulo 8 Plan de comidas de 21 días 46

    Día 1 46

        Receta de desayuno: Barra de desayuno de avena y mantequilla de maní 46

        La receta del almuerzo: Champiñón Vegano Pho 48

        Receta para la cena: Pimientos rellenos 50

Receta de postres y bocadillos: Mordiscos energéticos de chocolate y mantequilla de cacahuete 52

Día 2 54

Receta de desayuno: Tortita de plátano con chispas de chocolate.......... 54

La receta del almuerzo: Hamburguesa de remolacha de raíz roja rubí 56

Receta para la cena: Sushi de batata... 59

Receta de postres y bocadillos: Licuado de bayas............................... 62

Día 3 63

Receta de desayuno: Sándwich de desayuno de aguacate y 'salchicha'. 63

La receta del almuerzo: Pizza de calabaza cremosa............................ 65

Receta para la cena: Frijoles rojos y arroz 68

Receta de postres y bocadillos: Helado de Coco y Mango 70

Día 4 71

Receta de desayuno: Rollos de canela con glaseado de anacardo 71

La receta del almuerzo: Lasaña Fungo.. 74

Receta para la cena: Curry de tofu de coco 77

Receta de postres y bocadillos: Pan de chocolate, plátano y nueces 79

Día 5 81

Receta de desayuno: Quiche de tomate y espárragos 81

La receta del almuerzo: Tofu agridulce.. 84

Receta para la cena: Falafels de Tahini 86

Receta de postres y bocadillos: Helado de mantequilla de maní 88

Día 6 90

Receta de desayuno: Gofres de jengibre 90

La receta del almuerzo: Camotes rellenos 92

Receta para la cena: Tazón de Buda de Tempeh cubano 95

Receta de postres y bocadillos: El batido de la 'Máquina Verde' 97

Día 7 98

Receta de desayuno: Pan de fresa y plátano delgado 98

La receta del almuerzo: Quesadillas de batata 100

Receta para la cena: Tazones de enchilada horneados 102

Receta de postres y bocadillos: Yogur de coco Pudín de Chia 105

Día 8 106

Receta de desayuno: Garbanzos griegos en tostadas 106

La receta del almuerzo: Satay Tempeh con arroz de coliflor 108

Receta para la cena: Brócoli y champiñones salteados 110

Receta de postres y bocadillos: Fudge 112

Día 9 114

Receta de desayuno: Garbanzos asados 114

La receta del almuerzo: Envolturas de Tofu Teriyaki 116

Receta para la cena: Tempeh glaseado de arce con quinoa y col rizada
.... 118

Receta de postres y bocadillos: Brownie de chocolate de aguacate 120

Día 10 122

Receta de desayuno: Revuelto de Tempeh de papas dulces ahumadas
.... 122

La receta del almuerzo: Tofu y frijoles Tex-Mex 124

Receta para la cena: Chili de cocción lenta..126

Receta de postres y bocadillos: Tarta de queso de arándanos con limón crudo y vegano..128

Día 11 130

Receta de desayuno: Tortilla de garbanzos esponjosos...........................130

La receta del almuerzo: Fajitas vegetarianas...132

Receta para la cena: Carne molida con salsa de tomate marinara........134

Receta de postres y bocadillos: Batido de café y cacao dulce................136

Día 12 137

Receta de desayuno: Tostada de humus fácil...137

La receta del almuerzo: Tofu Cacciatore..138

Receta para la cena: Tofu picante a la parrilla con verduras de Szechuan 140

Receta de postres y bocadillos: Barra de avena y mantequilla de maní 142

Día 13 143

Receta de desayuno: Sándwich de aguacate y salchicha 143

La receta del almuerzo: Verdes y sémola de maíz a la parrilla..............145

Receta para la cena: Hamburguesa de lentejas de quinoa 147

Receta de postres y bocadillos: Queso crema de anacardo...................149

Día 14 150

Receta de desayuno: Barras de granola masticables sin hornear.........150

La receta del almuerzo: Burritos Portobello..152

Receta para la cena: Macarrones vegetarianos con queso.....................154

Receta de postres y bocadillos: Parfait de caramelo y manzana............156

Día 15..158

Receta de desayuno: Cazuela de desayuno con salchichas y pimienta 158

La receta del almuerzo: Estofado de berenjena marroquí...................161

Receta para la cena: Fideos Sugar Snap Pea y zanahoria Soba...........163

Receta de postres y bocadillos: Barras de masa de galletas cubiertas de chocolate sin hornear...165

Día 16..167

Receta de desayuno: Avena de cardamomo y arándanos......................167

La receta del almuerzo: La locura de los hongos Stroganoff................169

Receta para la cena: Hamburguesas de patatas dulces y frijoles negros. 171

Receta de postres y bocadillos: Batido de vainilla y almendra............173

Día 17..174

Receta de desayuno: Increíble granola de almendra y plátano............174

La receta del almuerzo: Ratatouille refinado.......................................176

Receta para la cena: Paella de verduras española................................178

Receta de postres y bocadillos: Batido de melón frío..........................181

Día 18..182

Receta de desayuno: Polenta perfecta con arándanos y peras.............182

La receta del almuerzo: Berenjena india rellena..................................184

Receta para la cena: Camotes asados y arroz con salsa picante de cacahuetes tailandesa...187

Receta de postres y bocadillos: Muffins de chocolate sin aceite............ 190

Día 19 192

Receta de desayuno: Tocino Tempeh ahumado a la perfección 192

La receta del almuerzo: Sushi de batata 194

Receta para la cena: Pasta vegetal 197

Receta de postres y bocadillos: Zanahoria, especias, galletas de avena
.... 198

Día 20 200

Receta de desayuno: Desayuno de semillas de melocotón y Chia Parfait
.... 200

La receta del almuerzo: Hamburguesas de frijol negro y quinoa 202

Receta para la cena: Pasta de verano con ajo y calabacín 204

Receta de postres y bocadillos: Manzanas de canela 206

Día 21 207

Receta de desayuno: Galletas con chispas de chocolate 207

La receta del almuerzo: Curry tailandés verde 209

Receta para la cena: Pasta de pesto con tomate secado al sol 211

Receta de postres y bocadillos: Crema de chocolate con plátano 213

Día 22 214

Receta de desayuno: Queso de anacardo para untar 214

La receta del almuerzo: Sopa de hongos y verduras 215

Receta para la cena: Ensalada de proteína de almendra tostada 217

Receta de postres y bocadillos: Batido de Choc-Banana 219

Conclusión 220

Introducción

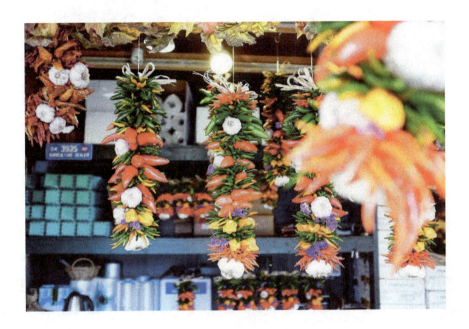

La dieta basada en plantas se trata de comer limpio y usar las cosas que están originalmente disponibles. Sólo te estás saltando los otros sustitutos de las verduras, frutas, legumbres y semillas frescas. Todo lo que necesitas es concentrarte en los productos naturales y saludables disponibles para ti.

No es difícil definir lo que puede estar en su menú y lo que no. Además, las restricciones son muy claras para las personas que están cambiando su dieta. Otro factor básico de la dieta basada en plantas es el cálculo adecuado de la nutrición. Es una percepción errónea común que las plantas no tienen proteínas u otros nutrientes. De hecho, algunas plantas tienen más proteínas que el huevo o la carne.

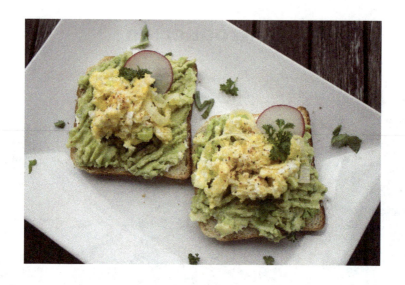

Antes de comenzar con el plan de dieta a base de plantas, es necesario centrarse en algunos detalles que son importantes. Comenzar una dieta no debería ser un proceso aleatorio que requiere pasar por un procedimiento científico y luego progresar con él.

Hay muy poca diferencia en lo que puedes beber siguiendo una dieta basada en plantas. Obviamente, cosas como la leche de vaca y los batidos están fuera de la mesa, pero siempre se puede beber leche de almendra, avena o coco en su lugar.

Las dietas a base de plantas son una gran manera de eliminar los alimentos procesados y no saludables como los granos refinados y el azúcar extra. Se ha demostrado que el consumo de alimentos a base de plantas reduce el riesgo de obesidad, el declive cognitivo, la prevención del cáncer, la diabetes y las enfermedades cardíacas. Además de los beneficios para la salud, comer una dieta a base de plantas es genial para nuestro medio ambiente, nuestro planeta y nuestras carteras!

Encontrará deliciosas recetas a base de plantas en este libro que le encantarán.
¡Disfruta de la lectura!

Capítulo 1

¿Qué es la dieta a base de plantas?

Una dieta basada en plantas significa consumir alimentos que provienen de las plantas. Una dieta basada en plantas no incluye ingredientes que provengan de animales, como la leche, la carne, la miel o los huevos. Con una dieta basada en plantas, ahora es posible satisfacer sus necesidades nutricionales sólo con productos naturales y mínimamente procesados.

Una dieta basada en plantas incluye frutas, verduras y tubérculos. Una dieta cargada de verduras, frutas, tubérculos y granos enteros le ayudará a disminuir los efectos dañinos de muchas enfermedades crónicas. Por ejemplo, ¿sabía usted que una dieta llena de frutas y verduras frescas puede reducir la presión arterial y controlar la diabetes de tipo 2?

No tienes que sentirte aprensivo por este cambio, porque seguir una dieta basada en plantas no significa necesariamente que te convertirás en vegano. Tampoco tienes que renunciar a los lácteos o a la carne. Es más bien una decisión informada elegir principalmente alimentos de origen vegetal.

Se ha demostrado que las dietas de origen vegetal, como la dieta mediterránea, reducen el riesgo de padecer ciertos tipos de cáncer, trastornos metabólicos e incluso enfermedades cardíacas. En los adultos mayores, una dieta basada en plantas también ha sido eficaz para reducir los efectos de la depresión y aumentar la función física y mental.

Evite comer alimentos procesados como la pasta y los alimentos enlatados. En su lugar, ve a por alimentos frescos e integrales. Los alimentos procesados tienen un bajo contenido en fibra; también tienen otros aditivos como azúcar, sal, conservantes, exceso de aceites y grasas. Estos alimentos están vinculados al desarrollo de enfermedades crónicas como el cáncer, la diabetes, la hipertensión, las enfermedades renales y los problemas cardíacos, entre otros. Estos alimentos también contribuyen de manera significativa a la obesidad y a los problemas de peso.

La dieta basada en plantas excluye todos los productos de origen animal como huevos, productos lácteos, aves de corral, carnes rojas, pescado y cualquier otro alimento obtenido de animales. Los productos animales están vinculados al desarrollo de cánceres en el cuerpo humano, especialmente el hierro heme contenido en la carne roja. Cuando los productos animales se cocinan a ciertas temperaturas, emiten compuestos cancerígenos que conducen al desarrollo de células cancerígenas. Estos alimentos también contribuyen en gran medida al aumento de peso. Las investigaciones han demostrado que es más bien una dificultad vigilar el peso mientras se está en los productos animales. Los alimentos relacionados con los animales también tienen un alto contenido de grasa y no tienen nada de fibra. El consumo de productos de origen animal provoca problemas cardíacos e hipertensión como consecuencia de la obstrucción de los vasos sanguíneos. Su bajo contenido en fibra lo convierte en una causa de problemas estomacales como indigestión y diarrea.

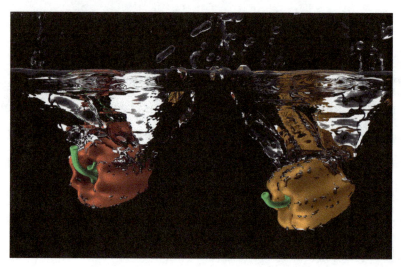

Evite el consumo de comidas rápidas como papas fritas, hamburguesas, pasteles, helados y pizza, entre otros. Las comidas rápidas tienen contenidos como azúcares procesados y alto contenido de sodio, alto contenido de grasa. Estos alimentos inducen antojos en el cuerpo que llevan a comer en exceso y a la obesidad. Los alimentos también son muy poco saludables ya que contribuyen a aumentar el riesgo de enfermedades crónicas como el cáncer, la hipertensión, la diabetes, los problemas cardíacos, entre otros. Las comidas rápidas también tienen un bajo contenido de nutrientes. Siendo adictivo, cuando una persona se acostumbra a consumir comidas rápidas, sus cuerpos se quedan sin algunos nutrientes esenciales como vitaminas y minerales. También contienen aditivos que no quieren poner en sus cuerpos debido a su naturaleza tóxica.

Cuando una persona sigue una dieta basada en plantas, reduce su consumo de alimentos procesados y azúcares refinados que son dañinos para el cuerpo. Estos azúcares promueven el aumento de peso por el incremento de los antojos de comida y la producción de ciertas hormonas que inducen al cuerpo a tener antojos de comida. Estos azúcares y otros aditivos que se encuentran en los alimentos procesados también aumentan el riesgo de cáncer y entre otras enfermedades.

Los alimentos vegetales también son ricos en ciertos componentes que se ha comprobado que poseen propiedades antioxidantes y que, al mismo tiempo, contribuyen a reducir los niveles de colesterol en el cuerpo. Estos componentes son polifenoles, como flavonoides, estilbenoides y lignanos. Por ejemplo, el té verde, que se utiliza más comúnmente por sus propiedades antioxidantes, es rico en (galato de epigalocatequina) un flavonoide responsable de la producción de la hormona quemadora de grasa.

Otra belleza de comer alimentos vegetales es que te preocupas menos por comer en exceso. Los alimentos vegetales contienen calorías limitadas y niveles insignificantes de grasas perjudiciales. Según las investigaciones, las personas que consumen alimentos vegetales viven más tiempo que las que se alimentan de alimentos animales. Los alimentos vegetales no sólo mejoran la calidad de vida protegiendo a una persona de las enfermedades, sino que también disminuyen el riesgo de muertes prematuras como resultado de esas enfermedades y condiciones de salud.

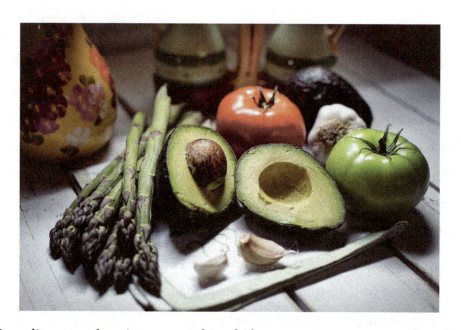

Los alimentos de origen vegetal también son respetuosos con el medio ambiente. El consumo de alimentos vegetales fomenta la plantación de más plantas para dar más alimentos que protejan la capa de ozono absorbiendo el exceso de dióxido de carbono dañino de la atmósfera. La dieta basada en plantas desalienta las prácticas industriales asociadas con el procesamiento de alimentos. Estas prácticas promueven la liberación de gases nocivos a la atmósfera, y el envasado de los alimentos utiliza materiales que no son respetuosos con el medio ambiente.

Empezando

Ahora que ha aprendido por qué la dieta basada en alimentos integrales y plantas puede beneficiarle enormemente, es el momento de dar el paso hacia este nuevo estilo de vida. En primer lugar, no pienses en ello como una dieta limitante. En el momento en que lo consideras así, ya has dejado de fumar incluso antes de empezar. Hay muchas versiones de los alimentos que te gustan a base de plantas, sólo tienes que saber cómo hacerlo. Una vez que empieces, será más fácil a largo plazo. Saltar al vacío puede no ser una buena idea, ya que esta dieta necesita que hagas grandes cambios en los hábitos adquiridos a través de los años. Prepararse mentalmente para este gran cambio es la parte más crucial de empezar, así que si sientes que necesitas apoyo emocional de tu pareja, familia o amigos, ¡entonces, por supuesto, pégales también! El soporte adecuado es estupendo en este momento y lo necesitarás todo cuando empieces este viaje.

¿Es cara una dieta de alimentos integrales y vegetales?

La respuesta simple es - no, porque no tiene que hacerlo! A menudo oirás mucho sobre esto, que a la larga puedes encontrarte creyendo en ello. Pero piénsalo, vas a gastar dinero en compras de todos modos porque necesitas prosperar, así que también podrías gastarlo en cosas que contribuyan a tu salud, ¿verdad? Planificar las comidas con antelación también puede ayudar a controlar los ingredientes y a ajustarse a su presupuesto, ya sea diario, semanal o mensual. También puedes intentar comprar artículos congelados a granel, o congelar frutas y verduras frescas cuando puedas. Ve a tu mercado local de granjeros y mira si pueden ofrecer precios más bajos que en los supermercados.

Manteniendo el ritmo de las hojas verdes

Habrá momentos en los que empezarás a caer en viejos hábitos alimenticios. Eso es normal y está perfectamente bien. Lo más importante es que seas capaz de levantarte y empezar de nuevo con vigor. Lo estás haciendo lo mejor que puedes y lo harás. En el momento en que tomes la decisión de empezar a tomarte en serio tu salud, será difícil al principio resistirse a una bolsa de patatas fritas o a un trago de soda. Pero no hay ningún atajo para el éxito, y definitivamente no hay ninguno aquí. Reconozca los contratiempos, pero siga presionando. Recuerda por qué empezaste en primer lugar y haz de esto tu brújula.

Nutrición de la dieta a base de plantas

A muchas personas les preocupa que el cambio a una dieta basada en plantas les deje deficientes en varios nutrientes.

Sin embargo, esto no tiene por qué ser así si tienes en cuenta qué alimentos estás incluyendo en tu dieta. Evidentemente, se podría seguir una dieta basada en plantas y sobrevivir con patatas fritas y caramelos, pero eso no sería saludable, y ciertamente no se estaría obteniendo todo lo que se necesita nutricionalmente.

Las recetas incluidas en este libro son tan nutritivas como sea posible y le ayudarán a mantenerse saludable y a elegir los alimentos adecuados para usted. Con eso en mente, aquí hay algunos consejos nutricionales que le gustaría tener en cuenta.

- Calcio: El calcio ayuda a mantener la salud de los huesos y a mantener muchos de los procesos naturales del cuerpo. Puedes obtener calcio de los productos lácteos, frutas secas, almendras, verduras de hoja verde oscura, frijoles, tahini, tofu y así sucesivamente.

- Ácido graso Omega 3: Normalmente obtenemos los ácidos grasos omega 3 de los pescados grasos. Sin embargo, hay muchas fuentes vegetales de omega 3, como las nueces, las semillas de lino, las semillas de cáñamo, las semillas de chía y las semillas de soja.

- Vitamina D: La vitamina D ayuda a mantener los huesos, los dientes y los músculos sanos, a la vez que ayuda a regular el estado de ánimo. Aunque la mejor fuente de vitamina D es, de hecho, la luz solar, también se puede obtener la vitamina de los productos lácteos, las cremas vegetales para untar, los cereales de desayuno y las leches vegetales fortificadas.

- Yodo: Los productos lácteos y el pescado suelen proporcionar todo el yodo que nuestro cuerpo necesita, aunque también podemos obtenerlo de las algas marinas, la sal yodada y los productos fortificados.

- Vitamina B12: La B12 es un nutriente esencial que ayuda a nutrir nuestro sistema nervioso y a mantener altos los niveles de energía. Las mejores fuentes son los productos animales, aunque se puede obtener B12 de los cereales fortificados para el desayuno, los extractos de levadura y las leches no lácteas.

- Hierro: El hierro es fácil de obtener en una dieta basada en plantas a partir de alimentos como frutas secas, cereales integrales, nueces, verduras de hoja verde, semillas y legumbres. Coma estos alimentos con alimentos ricos en vitamina C para ayudar a aumentar la absorción.

- Zinc: Los alimentos ricos en zinc incluyen el tempeh, el miso y los frijoles.
- Selenio: Come dos nueces de Brasil por día para obtener todo el selenio que necesitas.
- Proteína: Es fácil conseguir suficientes proteínas con una dieta basada en plantas. Incluye muchas lentejas, frijoles, semillas, nueces y mantequilla de nueces. También puedes comer huevos y productos lácteos si no eres vegetariano.

Capítulo 2

Tipos de dieta a base de plantas

Lo creas o no, la dieta basada en plantas es un tema bastante popular, y como tal hay bastantes corrientes. Sin embargo, la mayoría de ellos se reducen a lo básico.

Vegano: La dieta incluye vegetales, semillas, nueces, legumbres, granos y frutas y excluye todos los productos animales (es decir, no la carne de animales, los lácteos o los huevos). Hay variaciones dentro de la dieta vegana, así como la dieta frutal compuesta principalmente de frutas y a veces nueces y semillas y la dieta crudivegana donde la comida no se cocina.

Vegetariano: La dieta incluye verduras, frutas, nueces, legumbres, granos y semillas y excluye la carne, pero puede incluir huevos o productos lácteos. La dieta ovo-lacto-vegetariana incorpora los lácteos y los huevos, mientras que la ovo-vegetariana incorpora los huevos y excluye los lácteos y la lacto-vegetariana incorpora los lácteos pero excluye los huevos.

Semi-vegetarianismo: La dieta es mayormente vegetariana pero también incorpora algunos productos de carne y animales. La dieta macrobiótica es un tipo de dieta semi-vegetariana que hace hincapié en las verduras, los frijoles, los granos enteros, los alimentos procesados naturalmente, y puede incluir algunos mariscos, carnes o aves. La dieta del pescador incluye alimentos vegetales, huevos, productos lácteos y mariscos, pero no otros tipos de carne animal. Las personas que se suscriben a una dieta semi-vegetariana a veces se describen como flexitarianos también.

Capítulo 3

Cómo una dieta a base de plantas puede mejorar su salud.

Mejora tu digestión

Una buena digestión requiere mucha fibra. La buena noticia es que las plantas ofrecen suficiente fibra para facilitar una buena digestión. Es vital entender que no se puede empezar a comer toneladas de verduras y frutas sin un plan. Si estás empezando esta dieta, deberías empezar despacio. Tu cuerpo necesita mucho tiempo para adaptarse. Por lo tanto, debe introducir su nueva dieta lentamente para prevenir el estreñimiento, ya que la mayor parte está compuesta de fibra.

Ayudas para la pérdida de peso

¿Sabías que más del 69% de la población adulta de los Estados Unidos es obesa (Kubala, 2018)? Esta es una estadística preocupante ya que significa que más de la mitad de la población adulta está sufriendo. Además, se enfrentan al riesgo de sufrir hipertensión y otras enfermedades cardiovasculares. Afortunadamente, hay un remedio para esto. El simple hecho de cambiar su estilo de vida y su dieta puede promover la pérdida de peso. Eso no es todo; tu salud en general también mejorará.

Las dietas a base de plantas han demostrado que pueden ayudar a una considerable pérdida de peso debido a su rico contenido de fibra. La ausencia de alimentos procesados en estas dietas también proporciona un gran impulso para perder esos kilos.

Una dieta sólo de plantas también asegurará que no aumente de peso a largo plazo. Desafortunadamente, numerosos planes de pérdida de peso que existen sólo ayudan a las personas a corto plazo, y los individuos terminan ganando más peso cuando no cumplen con los planes de pérdida de peso. Por lo tanto, en lo que respecta a la sostenibilidad, una dieta sólo de plantas es una opción ideal.

Reduce el riesgo de enfermedades crónicas

Uno de los principales problemas de las dietas de carne, alimentos procesados y productos lácteos es que aumentan el riesgo de padecer enfermedades crónicas como el cáncer, las enfermedades cardíacas y la diabetes. El mundo de hoy está luchando contra estas enfermedades alentando a la gente a adoptar una vida saludable a través de una alimentación correcta y el ejercicio. Las dietas basadas en plantas son una alternativa saludable ya que reducen las posibilidades de sufrir estas enfermedades.

Enfermedad cardíaca

En pocas palabras, las dietas de sólo plantas son saludables para el corazón. Este es un beneficio notable de tales dietas. No obstante, debe quedar claro que el tipo y la calidad de los alimentos elegidos tienen una gran importancia. Hay algunas dietas basadas en plantas que pueden considerarse poco saludables. Por ejemplo, comprar y consumir frutas y verduras procesadas que tienen un alto contenido de azúcar tendrá un efecto negativo en la salud del corazón. Por lo tanto, es imperativo que una persona a dieta se atenga a los alimentos recomendados cuando opte por una dieta sólo de plantas.

Cáncer

Los estudios también han demostrado que las dietas a base de plantas pueden ayudar a reducir el riesgo de ciertos tipos de cáncer. Un estudio de investigación llevado a cabo en más de 69.000 personas mostró que las dietas veganas se enfrentaban a un menor riesgo de cáncer gastrointestinal, más que aquellos que mantenían una dieta ovo-vegetariana (Kubala, 2018).

Declive cognitivo

El declive cognitivo no es un nuevo término para los ancianos de nuestra sociedad. Un buen número de individuos envejecidos en nuestras comunidades tienen que lidiar con sus habilidades cognitivas en declive. A menudo, nos compadecemos de ellos olvidando que envejecer es inevitable. No deberíamos sólo compadecerlos, sino que deberíamos trabajar para mantener una sociedad saludable comiendo bien. Se ha demostrado que las dietas de sólo plantas ayudan a retrasar o prevenir la enfermedad de Alzheimer y el declive cognitivo en la población anciana (Kubala, 2018). Los antioxidantes y los compuestos vegetales presentes en las dietas a base de plantas son eficaces para prevenir el progreso de la enfermedad de Alzheimer.

Diabetes

Esta es otra enfermedad crónica común que está robando a la gente sus seres queridos. Hay un aumento de las personas que sufren de diabetes y esto se atribuye a los estilos de vida poco saludables y a los malos hábitos alimenticios que las personas han adoptado. Afortunadamente, la diabetes es tratable, y sus efectos negativos pueden prevenirse adecuadamente con la dieta adecuada. Por supuesto, la combinación de esto con el ejercicio regular ayuda aún más.

Seguir una dieta sólo de plantas ayudará a mejorar el control del azúcar en la sangre. Como resultado, puede asegurarse de que puede manejar eficazmente la enfermedad si ya la padece.

Aumenta tu energía

Los minerales y las vitaminas son buenas fuentes de energía para el cuerpo. Las plantas no sólo son ricas en ellas, sino que también contienen fitonutrientes, antioxidantes, proteínas y grasas saludables. Todos estos son nutrientes esenciales para tu cerebro. Además, son fáciles de digerir, lo que facilita al cuerpo la obtención de energía de ellos.

Mantiene la piel sana

Todos conocemos gente que prueba todos los productos para la piel imaginables sólo para tener una piel clara y suave. Lo que estas personas no entienden es que el aspecto que tenemos está más o menos dictado por nuestras elecciones de alimentos. Por consiguiente, las dietas basadas en plantas tienen una mayor probabilidad de proporcionar a la piel los nutrientes que necesita para mantenerse sana. Por ejemplo, los tomates proporcionan al cuerpo licopeno. Este componente protege la piel de los daños del sol. Se sabe que las batatas nos proporcionan vitamina C. La producción de colágeno ayudará a que la piel brille y fomente una rápida curación.

Capítulo 4

Consejos útiles

Como ya estás leyendo este libro, es muy probable que estés a punto de hacer grandes cambios en tu vida. Es innegable que su salud le define, ya que tiene mucho que ver con su bienestar general. Tanto tu felicidad mental como física están determinadas por tu salud. Tal vez esté considerando adoptar un estilo de vida basado en las plantas, pero no está seguro de por dónde empezar. Bueno, no estás solo. Millones de personas están ahí fuera buscando el secreto para vivir una vida libre de enfermedades y llena de felicidad. Por suerte, este libro contiene los secretos que necesitas para vivir una vida sana y llena de felicidad. Todo lo que tienes que hacer es comer los alimentos adecuados y seguir el plan.

Como principiante en dietas a base de plantas, debes entender que esto no es algo que puedas hacer sin más. Tu cuerpo necesita tiempo para adaptarse al nuevo estilo de comer. Mientras das este importante paso en tu vida, aquí tienes algunos consejos para ayudarte a empezar.

Encuentra tu motivación

Antes de hacer cualquier cambio en su dieta, es esencial dar un paso atrás y determinar las razones por las que necesita dar este paso. ¿Por qué quieres probar una dieta basada en plantas? Tal vez usted está sufriendo de una enfermedad y esta es la mejor estrategia para que usted reduzca los efectos de la enfermedad. Alternativamente, podría ser que usted está buscando una manera de mejorar su salud como un medio para su felicidad general. La buena salud significa un buen corazón. No importa qué razones tengas para tomar este camino. Lo que necesitas hacer es escribir tu motivación y recordártela cada vez que te despiertes.

¿Por qué es crítico que encuentres tu motivación? La razón principal por la que este paso es significativo es porque cambiar de dieta no será fácil. Hay momentos en los que te sentirás desanimado. Por consiguiente, necesitas algo concreto para recordarte por qué es importante mantenerte concentrado. Por ejemplo, si usted vive con diabetes, saber que su dieta puede ser su verdadero remedio puede ayudarle a concentrarse en comer los alimentos adecuados. La mejor parte es que encontrará el proceso emocionante ya que hay otros beneficios adicionales para la salud que lo acompañarán. Ganarás una experiencia satisfactoria que cambiará tu actitud hacia la vida. Así que, empieza por encontrar tu motivación antes que nada.

Empieza despacio.
Esta es la segunda consideración más importante que debe tener en cuenta. Necesitas iniciar tu transición lentamente. Selecciona algunos alimentos de origen vegetal y empieza a rotarlos durante una semana. Un buen consejo aquí es seleccionar alimentos que a menudo se disfrutan. Pueden ser desde estofado de lentejas, avena, patatas, frijoles o verduras salteadas. Los seres humanos son criaturas de hábitos. Por lo tanto, haga una lista de los alimentos vegetales más

comunes que le interesen. Este debería ser su punto de partida para ayudar a su cuerpo a hacer una transición suave.

Reducir los alimentos procesados y la carne

Una transición lenta garantiza que tu cuerpo se adapte bien al cambio de dieta. En línea con esto, no deberías evitar los alimentos procesados y la carne desde el principio. Esto debe hacerse gradualmente. Empieza por reducir tu consumo de carne. Aumenta las porciones de verduras en tu plato mientras reduces las porciones de carne. Después de algún tiempo, deshazte de ellos por completo ya que habrás ganado la percepción de que puedes prescindir de ellos. Más tarde, trabaja en tus recetas. Si fueras un gran fan del chile de carne, podrías cambiar la carne por los hongos portobello. La idea es seguir comiendo tus comidas favoritas, pero como una versión vegetal de lo que solías tener.

Pruebe un desayuno a base de plantas

Después de hacer algunos intentos aquí y allá, el siguiente paso debería ser tomar una comida a base de plantas todos los días. Sería una buena idea que empezaras tu mañana con un desayuno vegetariano. Tal vez te preocupa no saber por dónde empezar. Hay varias recetas a base de plantas para el desayuno, el almuerzo y la cena que se proporcionarán en esta guía. Deberían ayudarle a empezar a adoptar un estilo de vida basado en las plantas.

Rodéate de alimentos saludables

Si vas a adoptar un estilo de vida saludable, entonces es importante que te rodees de alimentos saludables. En este caso, ninguna otra forma de comida estará bien; sólo debe tener alimentos de origen vegetal. Camine alrededor de su cocina mientras intenta evaluar si los alimentos que le rodean son útiles para su objetivo. Si no, no dude en tirarlas o donarlas. El hecho de que los hayas comprado no implica que vayas a desperdiciar comida si decides no comerlos.

Es esencial que hagas más fácil el cambio de dieta comprando muchas frutas y verduras. Apílalos en tu nevera. Cada vez que tengas ganas de comer algo, sólo comerás verduras o frutas. También podrías cocinar algunos de estos alimentos y refrigerarlos. Esto es útil cuando necesitas agarrar algo rápido.

Vigile sus porciones de proteína

La ingesta alimentaria de referencia recomienda que la cantidad media de proteínas que necesita el cuerpo es de unos 0,8 gramos por kilogramo de peso corporal. Esto implica que el típico hombre sedentario requerirá unos 56 gramos de ingesta diaria de proteínas, mientras que una mujer requerirá unos 46 gramos (Gunnars, 2018). Esto demuestra que sólo necesitamos una fracción de nuestra ingesta de proteínas para complementar el cuerpo con lo que necesita. Desafortunadamente, la mayoría de los que hacen dieta consumen demasiadas proteínas con la idea de que el cuerpo requiere los nutrientes. Lo que olvidamos es que demasiado de algo puede ser tóxico y peligroso.

Tanto si el cuerpo lo necesita como si no, vigilar nuestras porciones es vital. Mientras se esfuerza por vivir con una dieta basada en plantas, debe tener cuidado con las cantidades de proteínas que consume. La ingesta excesiva conducirá innegablemente a efectos negativos para la salud. Lo que debe hacer es asegurarse de que sus alimentos vegetales tengan suficientes calorías para proporcionar a su cuerpo la energía que necesita para el metabolismo y otros fines.

Edúquese

Además de centrarse en la comida, también deberías invertir tu tiempo y dinero en educarte a ti mismo, tal y como estás haciendo al leer este libro. Es lamentable que los medios digitales y la publicidad hayan contaminado nuestras mentes. Estamos ciegos al darnos cuenta de que los alimentos vegetales son los mejores alimentos para nuestros cuerpos y el planeta en el que vivimos. Educarse es la forma más segura de obtener las respuestas a las preguntas relacionadas con el estilo de vida. Debes reconocer que, al tomarte el tiempo para aprender, estarás motivado para concentrarte en tu objetivo ya que sabes lo que buscas.

Encontrar gente con ideas afines

Relacionarse con personas afines será útil en los buenos y en los malos tiempos. Estas son personas que también buscan beneficiarse de comer alimentos de origen vegetal. Por lo tanto, al relacionarse con ellos, pueden compartir historias de éxito así como ayudarse mutuamente en momentos de necesidad. Con el advenimiento de Internet, no debería ser difícil para usted encontrar otras personas que sean vegetarianas. Navega por las páginas de los medios sociales y únete a sus grupos. Aquí encontrará información importante sobre su nuevo plan de dieta. Por ejemplo, algunas personas estarán ansiosas por compartir con usted sabrosas recetas a base de plantas.

Anímese a lo largo del camino

Cambiar completamente su dieta no será una tarea fácil, ya que hay objetivos que se pretende alcanzar. Hay momentos en los que puede que no consigas estos objetivos como se planeó. Es importante que siempre te concentres en el progreso que estás haciendo. Tómalo con calma y no te rindas. Por ejemplo, si su objetivo era perder peso, podría tardar más de lo que esperaba. Esto no debería desanimarlo a continuar con su dieta. Desarrolle un hábito, ya que esto le ayudará a ganar la percepción de que no tiene que hacer de su transición una gran cosa. Después de todo, estás haciendo esto por las razones correctas. Concéntrese en el panorama general y reconozca que hay mucho que puede lograr mucho más allá de sólo perder peso.

Manténgalo divertido y excitante

Después de probar las aguas en las dietas veganas, se está mejor informado sobre sus beneficios para la salud a corto y largo plazo. Para garantizar que su plan de dieta es sostenible, es importante que lo mantenga divertido y excitante. Esto significa que debes prestar atención a las comidas que te gustan. Además, trate de no complicar las cosas; apóyese en los platos que se pueden conseguir fácilmente en sus tiendas locales. Si no eres un chef profesional, prueba con recetas fáciles.

La próxima vez que compres frutas y verduras, intenta condimentar las cosas comprando verduras o frutas que no hayas probado antes. Su curiosidad le ayudará a probar nuevos platos que le parecerán deliciosos. La buena noticia es que algunos de estos platos llenarán tu cuerpo con nutrientes esenciales que podrías haber pasado por alto.

El aspecto excitante del proceso debe ser impulsado a través de las plataformas sociales en las que participará. Conecta con la gente y aprende cómo sus dietas basadas en plantas les ayudan a vivir vidas saludables. Sus historias de la vida real seguramente te motivarán a seguir adelante, a pesar de los desafíos que puedas enfrentar.

Comprométase con el proceso

Sin compromiso, le será imposible alcanzar los objetivos que se ha fijado. Desarrolle un plan práctico que le ayude a hacer una transición sin problemas al estilo de vida basado en las plantas. Al hacerlo, debe asegurarse de que su entorno es propicio para permitirle concentrarse en su plan de dieta. Sus esfuerzos deben dirigirse a aprender más sobre la dieta de sólo plantas. Por ejemplo, deberías suscribirte a los canales de YouTube donde puedes ver y disfrutar de los videos de otros veganos mientras ellos profundizan en sus experiencias.

Cuando se da un salto de otras dietas a dietas basadas en plantas, cualquier cosa puede suceder en el camino. Por supuesto, hay casos en los que puede caerse del vagón y recurrir a dietas basadas en animales o alimentos procesados. Sin embargo, lo que debes saber es que es normal caer y retroceder de vez en cuando. La transformación no es fácil, por lo tanto, perdónese por cometer errores aquí y allá. Enfócate en el panorama más amplio de vivir una vida dichosa en la que tengas un menor riesgo de cáncer, diabetes y otras dolencias. Más importante aún, manténgase inspirado conectando con gente de ideas afines. No pases por alto su importancia en la transición, ya que también están pasando por el desafío que tú estás enfrentando. Por lo tanto, deben aconsejarte de vez en cuando sobre qué hacer cuando te sientas atascado.

Capítulo 5

Lo que vas a comer

Verduras y legumbres

Edamame

Estos frijoles de soja cocidos no sólo son deliciosos, sino que también tienen una increíble cantidad de proteínas. En una sola taza, una porción de edamame le dará 18 gramos de proteína. Busca el sello orgánico certificado, sin embargo, porque muchos granos de soja en los Estados Unidos son tratados con pesticidas o modificados genéticamente. El Edamame funciona muy bien como un aperitivo o snack independiente y también puede ser añadido a las comidas como un complemento o en un salteado.

Lentejas

Fáciles de incorporar a casi cualquier comida en una variedad de formas, las lentejas proporcionan una excelente fuente de proteínas de bajas calorías y altas fibras. Contienen 9 gramos de proteína por cada media taza de porción. También son increíblemente útiles para reducir el colesterol y promover la salud del corazón. Puedes prepararlos como guarnición, usarlos para hacer hamburguesas vegetarianas, sustituirlos por carne y hacer un delicioso relleno de taco en una olla de cocción lenta o hacer una deliciosa salsa con ellos.

Frijoles negros

Las judías negras son otro vegetal como las lentejas que son maravillosamente multiusos. Tienen mucha fibra, folato, potasio y vitamina B6. Contienen 7,6 gramos de proteína en cada porción y pueden usarse para hacer cualquier cosa, desde hamburguesas vegetarianas hasta brownies vegetarianos. ¡Imagínese!

Patatas

Las patatas son una gran fuente de proteínas (4 gramos por cada patata mediana) y de potasio a bajo costo. ¡Son sabrosos y saludables para el corazón!

Espinacas

Una de las mejores verduras verdes para la proteína (3 gramos por porción), la espinaca cocida es una excelente adición a su dieta basada en plantas.

Brócoli

Cuando se cocina, se obtienen 2 gramos por porción de esta verdura y también una excelente dosis de fibra.

Coles de Bruselas

Otro gran vegetal verde para la proteína, las coles de bruselas te dan 2 gramos de proteína por porción junto con una gran cantidad de potasio y vitamina K. Sin embargo, asegúrate de conseguir la versión fresca, ya que saben mucho mejor que las congeladas.

Frijoles de Lima

Con un contenido de 7,3 gramos de proteína por porción cuando se cocinan, las judías de lima son un increíble acompañamiento o complemento para una ensalada saludable. También contienen leucina, un aminoácido que ayuda a la síntesis muscular.

Cacahuetes y mantequilla de cacahuete

Ampliamente reconocido como un superalimento tanto por los consumidores de carne como por los de plantas, el maní y la mantequilla de maní contienen 7 gramos de proteína por porción y pueden ser utilizados de muchas maneras diferentes. ¿Y a quién no le gusta un buen sándwich de PB&J de la infancia? Casi todos los tipos de mantequilla de cacahuete son veganos, pero ten cuidado con los que contienen miel si te mantienes estrictamente vegano y eliminas todos los productos animales.

Garbanzos

Los garbanzos son otra legumbre versátil que puede ser preparada de muchas maneras. Quizás la preparación más popular es en forma de delicioso humus. ¡Con 6 gramos de proteína por porción, será difícil no esparcirla en todo lo que comas!

Nueces y semillas

Semillas de Chia

Las semillas de chía son una fuente increíble de vitamina C, proteínas, fibra y calcio. Hay que empaparlas en líquido y dejar que se expandan. ¡Una vez preparado adecuadamente, puedes espolvorearlas encima de casi cualquier cosa!

Semillas de calabaza

Las semillas de calabaza funcionan muy bien como un sabroso y fácil bocadillo y también se pueden añadir a las ensaladas, yogures y sopas. Envuelven un montón de grandes nutrientes como las vitaminas C, E y K, los ácidos grasos omega-3 y el hierro en un pequeño paquete.

Almendras

Comúnmente consideradas como nueces, las almendras se clasifican con más precisión como un fruto del almendro. Son maravillosas fuentes de fibra, proteína, magnesio, fósforo, calcio, potasio, hierro y vitaminas B. Al igual que la soja, se utilizan a menudo en los sustitutos de los productos lácteos y se ha demostrado que reducen el colesterol, fortalecen los huesos y promueven un sistema cardiovascular saludable. Además, ¡son geniales para tu piel y tu cabello!

Semillas de lino

Las semillas de lino son grandes aditivos para las comidas a base de plantas. Pueden ser molidos y añadidos a los batidos, avena, cereales, u horneados en panecillos, pan y galletas. Tienen un alto contenido de proteínas, magnesio, zinc y vitaminas B. También ayudan en la digestión y ayudan a la pérdida de peso al suprimir el apetito.

Nueces

Estas nueces son una de las mejores fuentes naturales de ácidos grasos omega-3. También contienen mucha vitamina E, proteínas, calcio, zinc y potasio. Estas, como muchas de las otras nueces y semillas de esta lista, pueden ser disfrutadas solas como un bocadillo o añadidas a otros platos.

Semillas de sésamo

Las semillas de sésamo son una gran forma natural de reducir el colesterol y la presión arterial alta, y también pueden ayudar con aflicciones como las migrañas, la artritis y el asma. Son excelentes para el pan y las galletas y se pueden usar en comidas salteadas y ensaladas.

Semillas de girasol

Estas semillas son excelentes para la vitamina E y contienen grasas saludables, vitaminas B y hierro. Se pueden comer en seco y también se utilizan para hacer mantequilla, una gran alternativa a los lácteos.

Anacardos

Aunque los anacardos, al igual que las almendras, no son técnicamente frutos secos y son más bien la fruta del árbol del anacardo, se tratan más comúnmente como nueces. Con su bajo contenido de sodio y su gran sabor, son una fuente popular de proteínas y vitaminas.

Nueces de Brasil

Estas deliciosas nueces del árbol Bertholletia excelsa maduran dentro de una gran cáscara de coco. Son maravillosos por las proteínas, la fibra, el hierro y muchas vitaminas del complejo B.

Piñones

Los piñones contienen grandes antioxidantes, así como mucho hierro, magnesio y potasio. Son bajos en calorías y van maravillosamente con muchos platos. Puedes usarlos en alimentos horneados o añadirlos en salsas como un pesto italiano.

Granos enteros

Quinoa

La quinua ciertamente ha hecho un salto en la escena de la comida saludable con innumerables personas presumiendo de sus cualidades beneficiosas. Aunque en realidad es una semilla, la tratamos principalmente como un grano en la forma en que se prepara. Esta gema sudamericana tiene una increíble cantidad de proteínas y ácidos grasos omega-3 y es un importante alimento básico para cualquiera que desee obtener más de estos nutrientes dentro de una dieta basada en plantas. ¡Puede ser usado en una multitud de platos y es tan versátil como saludable!

Trigo

Un clásico alimento básico, el trigo integral es increíblemente beneficioso para la salud. Cada porción de grano entero tiene alrededor de 2 a 3 gramos de fibra, lo que es una gran manera de asegurarse de que su cuerpo funciona de forma saludable y adecuada. Sin embargo, asegúrate de evitar los cereales múltiples, y usa los que están marcados como 100% integrales para asegurarte de que estás obteniendo exactamente lo que necesitas.

Avena

Estos granos enteros están llenos de antioxidantes saludables para el corazón. La avena es excelente y puede disfrutarse como un desayuno satisfactorio en forma de harina de avena y también puede molerse y utilizarse como un sustituto de la harina más saludable al hornear. La avena sin endulzar es la mejor para comprar y si se desea algo azucarado, añada unas bayas o un poco de miel si lo desea.

Arroz integral

El arroz integral es increíblemente alto en antioxidantes y buenas vitaminas. Es relativo, el arroz blanco es mucho menos beneficioso ya que muchos de estos nutrientes saludables se destruyen durante el proceso de molienda. También puedes optar por el arroz rojo y negro o el arroz salvaje. Las opciones de comida para este saludable grano son ilimitadas.

Centeno

El centeno es un increíble grano entero que contiene cuatro veces más fibra que el trigo entero normal y le da casi el 50% de la ingesta diaria de hierro recomendada. Sin embargo, cuando compre centeno, asegúrese de buscar la marca completa de centeno, ya que mucho de lo que hay en el mercado está hecho con harina refinada, lo que reduce los beneficios a la mitad.

Cebada

Este grano entero es un alimento milagroso para reducir el colesterol alto. Se puede cocinar rápidamente como la avena y sirve como un delicioso acompañamiento. ¡Puedes añadir cualquier tipo de ingrediente que desees para darle tu propio estilo personal! Asegúrate de volver a buscar la cebada integral, ya que a otros tipos se les puede quitar el salvado o el germen.

Alforfón

El trigo sarraceno es una gran opción de grano sin gluten para aquellos con enfermedad celíaca o intolerancia al gluten. Es una gran fuente de magnesio y manganeso. El trigo sarraceno se usa para hacer deliciosos panqueques sin gluten y se convierte fácilmente en un alimento básico de la mañana!

Bulgur

Este grano es una fuente verdaderamente excelente de hierro y magnesio. También contiene una maravillosa cantidad de proteína y fibra con una taza que contiene alrededor del 75% de la fibra diaria recomendada y el 25% o la proteína diaria recomendada. Va muy bien en ensaladas y sopas y es fácil de cocinar. ¡Habla de lo increíble!

Couscous

Este grano es otra gran fuente de fibra. Sin embargo, mucho del cuscús que ves en la tienda está hecho de harina refinada, por lo que es importante que busques el tipo de trigo integral para que puedas obtener todos los beneficios saludables y deliciosos.

Maíz

El maíz entero es una fantástica fuente de fósforo, magnesio y vitaminas B. También promueve una digestión saludable y contiene antioxidantes saludables para el corazón. Es importante buscar el maíz orgánico para evitar todo el producto genéticamente modificado que está en el mercado.

Frutas

Aguacate

Ampliamente reconocido como una superfruta increíblemente beneficiosa y saludable, los aguacates son realmente frutos milagrosos. Son la mejor manera de obtener el tipo de porción sustancial de ácidos grasos monoinsaturados saludables que muchas personas que se suscriben a una dieta basada en plantas buscan complementar. También contienen unas 20 vitaminas y minerales diferentes y están llenos de importantes nutrientes. Además, saben increíble y van bien con casi cualquier plato, desayuno, almuerzo o cena.

Toronjas

Los pomelos están llenos de vitamina C, que contiene mucho más que naranjas. La mitad de un pomelo le proporciona casi el 50% de la vitamina C diaria recomendada. También le proporciona increíbles niveles de vitamina A, fibra y potasio. Puede ayudar con aflicciones como la artritis y es un gran remedio para la piel grasa.

Piñas

Esta fruta puede ser preparada y disfrutada de varias maneras, lo que la convierte no sólo en una sabrosa y divertida golosina, sino también en una gran opción saludable. Está lleno de nutrientes antiinflamatorios que pueden ayudar a reducir el riesgo de derrame cerebral o ataque al corazón. Algunos estudios muestran que también aumenta la fertilidad.

Arándanos

Estas pequeñas bayas no sólo tienen un sabor delicioso y van con tantos platos diferentes, sino que también están llenas de vitamina C y antioxidantes saludables. Los estudios también muestran que promueve la salud ocular y puede retardar la degeneración macular que causa la ceguera de los adultos mayores.

Granadas

Ya sea en forma de jugo o de semilla, el consumo de granada es una gran manera de obtener potasio. Tiene fantásticos antioxidantes (tres veces más que el té verde o el vino tinto) que trabajan para promover la salud cardiovascular y del corazón, así como para reducir los niveles de colesterol.

Manzanas

El viejo dicho "una manzana al día mantiene al doctor alejado" no es sólo un cuento de viejas! Es bajo en calorías e increíblemente saludable. Las manzanas contienen antioxidantes que protegen la salud de las células cerebrales y son saludables para el corazón. También pueden reducir el colesterol alto y ayudar a la pérdida de peso y a los dientes sanos.

Kiwi

Esta fruta agria y deliciosa no sólo es única, sino que también está llena de grandes vitaminas como la C y la E. Estos son poderosos antioxidantes que algunos estudios muestran que ayudan a la salud de los ojos y pueden incluso reducir las posibilidades de cáncer. Son bajos en calorías y muy altos en fibra. Esto los hace muy buenos para ayudar a perder peso y son un bocadillo maravilloso, rápido, fácil y sin culpa.

Mangos

Los mangos tienen excelentes niveles del nutriente beta-caroteno. El cuerpo lo convierte en vitamina A que a su vez fortalece la salud de los huesos y el sistema inmunológico. También tienen una gran cantidad de vitamina C, el 50% del valor diario recomendado para ser exactos.

Limones

Todo el mundo sabe que los limones y otras frutas cítricas tienen un alto contenido de vitamina C, sin embargo, también son una excelente fuente de antioxidantes, fibra y folato. Los limones pueden ayudar a reducir el colesterol, el riesgo de algunos tipos de cáncer y la presión arterial. ¡Todo a sólo 17 calorías por porción!

Arándanos

Los arándanos son otra fruta que tiene más de un beneficio para la salud. Tienen grandes niveles de vitamina C y fibra y tienen más antioxidantes que muchas otras frutas y verduras. Con sólo 45 calorías por porción, es una gran manera de estimular el sistema inmunológico, mantener el tracto urinario saludable y absorber otros nutrientes importantes como las vitaminas E, K y el manganeso.

Capítulo 6

Lista de compras básica

Mantequilla	Arroz	Fechas
Extracto de vainilla	Quinoa	Mantequilla de maní
Puré de calabaza	Remolachas	Avena
Salchicha italiana	Espinacas	Plátanos
Hojas de espinaca	Caldo de verduras	Azúcar de coco
Levadura	Setas	Extracto puro de menta
Hojas de espinaca	Hamburguesa de salchicha	Leche de coco
Nueces	Pepitas	Copos de pimienta de Alepo
Cullants	Piña	Chocolate
Rosemary	Yogur griego	Dátiles de Medjool sin hueso
Tomillo	Ralladura de naranja	Migajas de galletas Graham
Orégano	Bok choy	Mangos
Trozos de piña	Zanahorias en fósforo	Polvo de cacao crudo
Almidón de maíz	Semillas de hinojo	
Canela	Jugo de lima	
Anacardos		
Pecanas		
Parmesano		

Pan	Sémola sin gluten	Polvo de raíz de flecha
Jarabe de arce	El vinagre balsámico	Harina de trigo
Nuez moscada	Cilantro	Sazonador de tacos
Higos secos	Tamari	Compota de manzana
Semillas de Chia	Pasta de tomate	Clavos de tierra
Cardamomo	Salsa marinera	Arándanos
Las semillas de calabaza	Néctar de agave	Cáscara de limón
Almendra	Patatas rojas	Zanahorias
Semillas de cáñamo	La calabaza	Bicarbonato de sodio
Hummus	Cayena	Miso blanco
Semillas de girasol	Cebollas	Hilos de azafrán
Chalotas	Bollos	Mantequilla de almendra
Dientes de ajo	Hojas de lechuga	Mijo
Páprika	Salsa de chile	Alcachofas cuarteadas
Perejil	Frijoles negros	Polvo de cacao sin azúcar
Aceitunas Kalamata	Comino de ajo en polvo	Aceite de cacahuete
Garbanzos	Polvo de chile	Miel
Salsa de soja	Repollo	
Tempeh	Salsa Hoisin	
Sescalones	Aceite de sésamo	
Tortillas	Fideos de arroz	

Cebollino	Salsa	Hojas de Nori
Verdes de hoja	Espárragos frescos	Migas de pan panko de trigo
Ketchup	Tofu firme	Mostaza de Dijon
Bollos de hamburguesa	Tomates	Aminoácidos
Yogur de soja	Las patatas dulces	Salsa enchilada
Café	Mostaza picante	Arvejas de la primavera...
Mayo	Cúrcuma	Polvo de curry
Polvo de chipotle	Albahaca	Chips de chocolate
Jalapeño	Queso mozzarella	Aceite de oliva
Muffin	Semillas de lino	Salsa szechuan
Aguacates	Jengibre molido	Pasas de uva doradas
Garbanzos	Vinagre de sidra de manzana	Salsa BBQ
Lentejas	La melaza de la correa	Hamburguesa de salchicha
La col rizada	Melón	Las semillas de sésamo
Calabacín	Vino blanco	Salsa Teriyaki
	Cubos de hielo	Granola
	Hojas de menta	Manzanas

		Kale
		Pepitas
		Sal
		Costillas de apio
		Pimienta
		Berenjenas
		Ginger

Capítulo 7

Cómo planear su comida

Planea la comida

Todos los planes de alimentación en las dietas basadas en plantas proceden de acuerdo con el objetivo y la adquisición final. Lo que quieres conseguir al final, tienes que empezarlo según el plan. Cuando tienes un objetivo, entonces necesitas planear el sistema de comidas y todos los contenidos que tendrás en la dieta. Todos los contenidos de la comida de la dieta basada en plantas se eligen sistemáticamente. Para adquirir diferentes nutrientes hay múltiples opciones disponibles para incorporar en el plan.

¿Qué deberías tener en tu cocina?

Cuando se trata de la dieta basada en plantas, sólo una cosa viene a tu mente y es que toda la comida proveniente de las plantas. Con el cambio a la dieta de plantas, necesitas transformar tu cocina en consecuencia. No significa añadir más plantas a su jardín de cocina, bueno eso no es una mala idea sin embargo. Por otro lado, es más importante excluir todas las cosas que no son de origen vegetal. Hay que diferenciar entre los productos y separarlos en consecuencia.

En el siguiente paso, puedes almacenar todos los productos alimenticios de origen vegetal en los armarios. Asegúrate de no recoger productos empaquetados, en su lugar abastece sólo los frescos. Te ayudará a evitar cualquier toxicidad y te dará una rica nutrición.

Cómo preparar tu cuerpo

Necesitas preparar tu cuerpo primero antes de empezar con el plan de dieta. Cada cuerpo tiene sus reacciones al cambio de dieta y a las opciones de alimentos. Si no eres vegetariano, puedes tener problemas con el cambio de alimentos. Por lo tanto, es necesario preparar su cuerpo primero, antes de pasar a hacer un cambio drástico en su consumo de alimentos. Aquí hay algunas pautas sobre cómo puede hacerlo.

Da pequeños pasos...

No empiece con los pasos principales, en su lugar tome algunos pequeños pasos de transformación. Para un no vegetariano, es difícil orientarse hacia todas las opciones de alimentos de origen vegetal, ya que no tienen los recursos que pueden ayudarles a recoger las múltiples opciones. Por lo tanto, tienen que dar pequeños pasos incorporando un poco de vegetales en la comida y luego pasar a una dieta completa a base de vegetales.

Eliminar las alergias o la intolerancia

Algunas personas tienen intolerancia con las opciones de alimentos vegetales debido a múltiples razones. Recuerde, hay una diferencia en las alergias o la intolerancia. Las alergias provocan algunas condiciones difíciles como erupciones, dificultad para respirar, malestar estomacal o más. La intolerancia puede causar algunos cambios psicológicos, como cambios de humor, falta de sueño o más. Es necesario eliminar los factores que le causan todas estas condiciones de los alimentos de origen vegetal.

Controlar los antojos

La voluntad de comer algo en un tiempo específico es algo que no puede ser controlado por un número de personas en general. Es difícil para los que aman comer todo. Es necesario controlar estos antojos en primer lugar para poder seguir el plan adecuadamente.

Proporcionar sustitutos

La mejor manera de controlar los antojos o engaños es tener los sustitutos adecuados para estos antojos. Los sustitutos no pueden replicar la opción por completo, pero podrán proporcionarle un alivio a tiempo para que pueda tener la mejor experiencia en su dieta.

Capítulo 8

Plan de comidas de 21 días

DÍA 1

Receta de desayuno: Barra de desayuno de avena y mantequilla de maní

Tiempo de preparación 10 minutos/ Tiempo de cocción 0 minutos/ Sirve 8

Ingredientes
- 1 1/2 tazas de dátiles, sin fosa
- 1/2 taza de mantequilla de maní
- 1/2 taza de avena enrollada a la antigua

Instrucciones:
1. Engrasar y forrar un molde de 8 x 8 pulgadas con pergamino y ponerlo a un lado.
2. Coge tu procesador de alimentos, añade los dátiles y mézclalos hasta que estén picados.
3. Añade la mantequilla de cacahuete y la avena y pulsa.
4. Ponlo en el molde y luego en el refrigerador o el congelador hasta que esté listo.
5. Sirva y disfrute.

Valor nutritivo por porción: Calorías: 232, carbohidratos: 35g, Grasas: 9g, Proteínas: 5g

La receta del almuerzo: Champiñón Vegano Pho

Tiempo de preparación 10 minutos/ Tiempo de cocción 30 minutos/ Sirve 3

Ingredientes:

- 1 bloque de 14 onzas de tofu firme, drenado
- 6 tazas de caldo de verduras
- 3 cebollas verdes, cortadas en rodajas finas
- 1 cucharadita de jengibre picado de ½ pulgadas
- 1 cucharada de aceite de oliva
- 3 tazas de champiñones, en rodajas
- 2 cucharadas de salsa hoisin
- 1 cucharada de aceite de sésamo
- 2 tazas de fideos de arroz sin gluten
- 1 taza de brotes de frijoles crudos
- 1 taza de zanahorias en fósforo
- 1 taza de bok choy, picado
- 1 taza de col, picada
- Sal y pimienta

Instrucciones:

1. Corta el tofu en cubos de ¼ pulgadas y déjalo a un lado.
2. Toma una cacerola profunda y calienta el caldo de verduras, las cebollas verdes y el jengibre a fuego medio-alto.

3. Hervir durante 1 minuto antes de reducir el calor a bajo; luego cubrir la cacerola con una tapa y dejarla hervir a fuego lento durante 20 minutos.
4. Coge otra sartén y calienta el aceite de oliva en ella a fuego medio-alto.
5. Añade los champiñones cortados en rodajas a la sartén y cocínalos hasta que estén tiernos, durante unos 5 minutos.
6. Añade el tofu, la salsa hoisin y el aceite de sésamo a los hongos.
7. Calentar hasta que la salsa se espese (unos 5 minutos), y retirar la sartén del fuego.
8. Prepara los fideos de arroz sin gluten según las instrucciones del paquete.
9. Cubre los fideos de arroz con una cucharada de la mezcla de hongos de tofu, una generosa cantidad de caldo y los brotes de judías.
10. Añade las zanahorias, y el repollo opcional y/o bok choy (si lo deseas), justo antes de servir.
11. Cubrir con sal y pimienta para probar y disfrutar, o, ¡almacenar los ingredientes por separado!

Valor nutritivo por porción: Calorías: 383, Carbohidratos: 57,3 g, Grasas: 9,1 g, Proteínas: 17,8 g.

Receta para la cena: Pimientos rellenos

Tiempo de preparación 30 minutos/ Tiempo de cocción 27 minutos/ Sirve 6

Ingredientes:

- 1 taza de frijoles negros secos
- ½ taza de garbanzos secos
- ½ taza de quinua seca
- 3 pimientos, rojos o amarillos, con semillas
- 2 cucharadas de aceite de oliva
- 1 cebolla dulce, picada
- 2 cucharadas de ajo, picado
- 2 cucharadas de agua
- 1 cucharada de perejil
- ½ taza de col rizada, picada, fresca o congelada
- ½ cucharadas de albahaca seca
- Sal y pimienta al gusto

Instrucciones:

1. Precaliente el horno a 400°F.
2. Corta los pimientos por la mitad y quita (y desecha) las semillas, el tallo y la placenta. Coloca la piel de los pimientos en una gran bandeja para hornear y rocía con una cucharada de aceite de

oliva, asegurándote de que los pimientos estén completamente cubiertos.

3. Hornea las mitades de pimiento durante 10 minutos, o hasta que las pieles empiecen a ablandarse.
4. Mientras los pimientos se están horneando, calienta una cucharada de aceite de oliva en una sartén a fuego medio.
5. Añade la cebolla, cocina hasta que esté translúcida (unos 5 minutos) y añade el ajo, el perejil, la albahaca, la col rizada y el agua.
6. Saltear durante unos 2 minutos y mezclar la quinoa cocida, los garbanzos y los frijoles negros hasta que se calienten.
7. Sazone la mezcla al gusto, revuelva durante unos minutos y retire del fuego.
8. Ponga el relleno en las mitades de pimienta y colóquelas de nuevo en el horno durante unos 10 minutos.
9. Retire los pimientos rellenos del horno cuando los pimientos estén suaves y fragantes.
10. Guardar para más tarde, o, servir de inmediato y disfrutar!

Valor nutritivo por porción: Calorías: 171, Carbohidratos: 24,7 g, Grasas: 5,2 g, Proteínas: 6,3 g

Receta de postres y bocadillos: Mordiscos energéticos de chocolate y mantequilla de cacahuete

Tiempo de preparación 15 minutos/ Tiempo de cocción 10 minutos/ Sirve 20

Ingredientes

- 1 ½ taza de avena enrollada a la antigua, dividida
- ½ taza de mantequilla de maní cremosa natural
- 3 cucharadas de semillas de chía
- 1/8 de cucharadita de sal marina
- 1/4 de taza de semillas de lino
- 1/4 de taza de cacao en polvo sin azúcar, crudo o normal
- 1/3 taza de miel o jarabe de arce
- 1 cucharadita de extracto de vainilla

Instrucciones:

1. Forre una hoja para hornear o un recipiente de almacenamiento con papel pergamino y póngalo a un lado.
2. Agarra tu juerga y añade ½ taza de avena y todas las semillas de lino.
3. Bailar hasta que formen un polvo y luego transferirlo a un gran tazón.
4. Añade la avena restante, el cacao en polvo, la sal y las semillas de chía. Revuelva bien.

5. Busca un pequeño tazón y añade la miel, la mantequilla de cacahuete y el extracto de vainilla.
6. Revuelva bien para combinar y luego agregue a los ingredientes secos.
7. Usa tus manos para formar pequeñas bolas.
8. Póngalo en la bandeja de hornear o en el contenedor de almacenamiento y luego póngalo en la nevera.
9. Sirva y disfrute.

Valor nutritivo por porción: Calorías: 94, carbohidratos: 10g, Grasa: 5g, Proteína: 3g

DÍA 2

Receta de desayuno: Tortita de plátano con chispas de chocolate

Tiempo de preparación 15 minutos/ Tiempo de cocción 3 minutos/ Sirve 6

Ingredientes
- 1 plátano maduro grande, machacado
- 2 cucharadas de azúcar de coco
- 3 cucharadas de aceite de coco, derretido
- 1 taza de leche de coco
- 1 1/2 tazas de harina de trigo integral
- 1 cucharadita de bicarbonato de sodio
- 1/2 taza de chispas de chocolate vegetariano
- Aceite de oliva, para freír

Instrucciones:
1. Coge un bol grande y añade el plátano, el azúcar, el aceite y la leche. Revuelva bien.
2. Añade la harina y el bicarbonato de sodio y revuelve de nuevo hasta que se combinen.
3. Añade las chispas de chocolate y dóblalas, luego hazlas a un lado.
4. Coloca una sartén a fuego medio y añade una gota de aceite.
5. Vierte ¼ de la masa en la sartén y mueve la sartén para cubrirla.

6. Cocina por 3 minutos y luego voltea y cocina por el otro lado.

7. Repita con los panqueques restantes y luego sirva y disfrute.

Valor nutritivo por porción: Calorías: 271, carbohidratos: 28g, Grasas: 16g, Proteínas: 5g

La receta del almuerzo: Hamburguesa de remolacha de raíz roja rubí

Tiempo de preparación 20 minutos/ Tiempo de cocción 21 minutos/ Sirve 6

Ingredientes:

- 1 taza de garbanzos secos
- ½ taza de quinua seca
- 2 remolachas grandes
- 2 cucharadas de aceite de oliva
- 2 cucharadas de polvo de ajo
- 1 cucharada de vinagre balsámico
- 2 cucharaditas de polvo de cebolla
- 1 cucharadita de perejil fresco, picado
- Sal y pimienta
- 2 tazas de espinacas, frescas o congeladas, lavadas y secadas
- 6 bollos o envolturas a elegir
- Salsa de elección

Instrucciones:

1. Precaliente el horno a 400°F.
2. Pelar y cortar las remolachas en cubos de ¼ pulgadas o más pequeños, ponerlos en un recipiente y cubrir los cubos con una cucharada de aceite de oliva y la cebolla en polvo.

3. Extiende los cubos de remolacha en un molde para hornear y ponlo en el horno.
4. Asar las remolachas hasta que se hayan ablandado, aproximadamente 10-15 minutos. Sácalos y déjalos a un lado para que las remolachas se enfríen.
5. Después de que las remolachas se hayan enfriado, transfiéralas a un procesador de alimentos y añada los garbanzos y la quinoa cocidos, el vinagre, el ajo, el perejil y una pizca de pimienta y sal.
6. Pulsa los ingredientes hasta que todo esté desmenuzado, unos 30 segundos.
7. Usen las palmas de sus manos para formar la mezcla en 6 hamburguesas de igual tamaño y colóquenlas en una pequeña cacerola.
8. Póngalos en un congelador, hasta 1 hora, hasta que las hamburguesas se sientan firmes al tacto.
9. Calentar la cucharada de aceite de oliva restante en una sartén a fuego medio-alto y añadir las hamburguesas.
10. Cocínalos hasta que estén dorados por cada lado, unos 4-6 minutos por cada lado.
11. Guarde o sirva las hamburguesas con un puñado de espinacas, y si lo desea, en el panecillo opcional.
12. Cubra la hamburguesa con la salsa de su elección.

Valor nutritivo por porción: Calorías: 159, Carbohidratos: 23,2 g, Grasas: 4,9 g, Proteínas: 5,6 g.

Receta para la cena: Sushi de batata

Tiempo de preparación 90 minutos/ Tiempo de cocción 35 minutos/ Sirve 3

Ingredientes:

- Un paquete de 14 onzas de tofu de seda, escurrido.
- 3-4 hojas de nori
- 1 batata grande, pelada
- 1 aguacate mediano, deshuesado, pelado, cortado en rebanadas
- 1 taza de agua
- ¾ taza de arroz sushi seco
- 1 cucharada de vinagre de arroz
- 1 cucharada de néctar de agave
- 1 cucharada de aminoácidos

Instrucciones:

1. Precalentar el horno a 400°F
2. Revuelva los aminoácidos (o tamari) y el néctar de agave juntos en un pequeño tazón hasta que esté bien combinado, y luego déjelo a un lado.
3. Corta la batata en grandes palos, de alrededor de ½ pulgadas de grosor. Colóquelas en una bandeja de hornear forrada con pergamino y cúbralas con la mezcla de tamari y ave.

4. Hornee los boniatos en el horno hasta que se ablanden durante unos 25 minutos y asegúrese de voltearlos a la mitad para que los lados se cocinen uniformemente.
5. Mientras tanto, hierve el arroz para sushi, el agua y el vinagre en una olla mediana a fuego medio y cocina hasta que el líquido se haya evaporado, durante unos 10 minutos.
6. Mientras cocinan el arroz, corten el bloque de tofu en palitos largos. Los palos deben parecer papas fritas largas y delgadas. Aparta.
7. Retira la olla del fuego y deja que el arroz se asiente durante 10-15 minutos.
8. Cubre tu área de trabajo con un pedazo de papel de pergamino, limpia tus manos, moja tus dedos y coloca una hoja de nori en el papel de pergamino.
9. Cubre la hoja de nori con una fina capa de arroz sushi, mientras te mojas las manos frecuentemente. Deje suficiente espacio para enrollar la sábana.
10. Coloca las tiras de batata asada en una línea recta a través del ancho de la hoja, a una pulgada del borde más cercano a ti.
11. Ponga las rebanadas de tofu y aguacate junto a los palitos de papa y use el papel pergamino como ayuda para enrollar la hoja de nori en un cilindro apretado.
12. Cortar el cilindro en 8 piezas iguales y refrigerar. Repita el proceso para el resto de las hojas y rellenos de nori.

13. ¡Sirve frío o guarda para disfrutar de este delicioso sushi más tarde!

Valor nutritivo por porción: Calorías: 290, Carbohidratos: 39,2 g, Grasas: 10,3 g, Proteínas: 10,3 g.

Receta de postres y bocadillos: Licuado de bayas

Tiempo de preparación: 3 minutos / 2 porciones

Ingredientes

- 1 taza de frambuesas
- 1 taza de arándanos congelados
- 1 taza de moras congeladas
- 1 taza de leche de almendra
- 1/4 taza de yogur de soja

Instrucciones:

1. Poner todo en una licuadora y hacer un bombardeo...
2. Viértelo en vasos y sírvelo.

Valor nutritivo por porción: Calorías 268, Carbohidratos 53 g, Grasas 4.5 g, Proteínas 6 g

DÍA 3

Receta de desayuno: Sándwich de desayuno de aguacate y 'salchicha'.

Tiempo de preparación 15 minutos/ Tiempo de cocción 2 minutos/ Sirve 1

Ingredientes

- 1 hamburguesa de salchicha vegetariana
- 1 taza de col rizada, picada
- 2 cucharaditas de aceite de oliva extra virgen
- 1 cucharada de pepitas
- Sal y pimienta, a gusto
- 1 cucharada de mayonesa vegetariana
- 1/8 de cucharadita de polvo de chipotle
- 1 cucharadita de jalapeño picado
- 1 panecillo inglés, tostado
- 1/4 de aguacate, en rodajas

Instrucciones:

1. Coloca una sartén a fuego alto y añade una gota de aceite.
2. Añade la hamburguesa vegetariana y cocina durante 2 minutos.
3. Dale la vuelta a la hamburguesa y añade la col rizada y las pepitas.

4. Sazona bien y luego cocina unos minutos más hasta que la hamburguesa esté cocida.
5. Busca un pequeño tazón y añade la mayonesa, el polvo de chipotle y el jalapeño. Revuelva bien para combinar.
6. Coloca el panecillo en una superficie plana, unta con el picante y luego lo cubre con la hamburguesa.
7. Añade el aguacate en rodajas y luego sirve y disfruta.

Valor nutritivo por porción: Calorías: 573, carbohidratos: 36g, Grasas: 35g, Proteínas: 21g

La receta del almuerzo: Pizza de calabaza cremosa

Tiempo de preparación 25 minutos/ Tiempo de cocción 21 minutos/ Sirve 4

Ingredientes:

- 3 tazas de calabaza, fresca o congelada, en cubos.
- 2 cucharadas de ajo picado
- 1 cucharada de aceite de oliva
- 1 cucharadita de copos de pimiento rojo
- 1 cucharadita de comino
- 1 cdta. de pimentón
- 1 cucharadita de orégano

La corteza:

- 2 tazas de lentejas verdes francesas secas
- 2 tazas de agua
- 2 cucharadas de ajo picado
- 1 cucharada de condimento italiano
- 1 cucharadita de polvo de cebolla

Toppings:

- 1 cucharada de aceite de oliva
- 1 pimiento verde mediano, sin hueso, cortado en cubos
- 1 pimiento rojo mediano, sin hueso, cortado en cubos.
- Una pequeña cabeza de brócoli, cortada en cubos.

- 1 cebolla morada pequeña, cortada en cubitos

Instrucciones:

1. Precaliente el horno a 350°F.
2. Prepare las lentejas verdes francesas según el método.
3. Añade todos los ingredientes de la salsa a un procesador de alimentos o licuadora, y mézclalos a fuego lento hasta que todo se haya mezclado y la salsa se vea cremosa. Ponga la salsa a un lado en un pequeño tazón.
4. Limpia el procesador de alimentos o la licuadora; luego agrega todos los ingredientes para la corteza y pulsa a alta velocidad hasta que se haya formado una masa como la masa.
5. Calentar una gran sartén profunda a fuego medio-bajo y engrasarla ligeramente con una cucharada de aceite de oliva.
6. Presiona la masa de la corteza en la sartén hasta que se parezca a la corteza de una pizza redonda y cocínala hasta que la corteza esté dorada, unos 5-6 minutos por cada lado.
7. Ponga la corteza en una bandeja de horno cubierta con papel de pergamino.
8. Cubra la parte superior de la corteza con la salsa usando una cuchara, y distribuya uniformemente los ingredientes en la pizza.
9. Hornea la pizza en el horno hasta que las verduras estén tiernas y doradas, durante unos 15 minutos.
10. Cortar en 4 piezas iguales y servir, o almacenar.

Valor nutritivo por porción: Calorías: 401, Carbohidratos: 62,5 g, Grasas: 8,6 g, Proteínas: 18,4 g

Receta para la cena: Frijoles rojos y arroz

Tiempo de preparación 25 minutos/ Tiempo de cocción 10 minutos/ Sirve 4

Ingredientes:

- 1 taza de arroz integral seco
- 1½ tazas de frijoles rojos secos
- 2 cucharadas de aceite de oliva
- ½ taza de cebolla dulce, picada
- ½ taza de costillas de apio, en cubitos
- ½ taza de pimiento verde, fresco o congelado, picado
- 1 cabeza grande de coliflor
- 1 cucharada de ajo, picado
- 2 tazas de agua
- 2 cucharaditas de comino
- 1 cdta. de pimentón
- 1 cucharadita de chile en polvo
- ½ cdta. albahaca
- ½ cucharadita de copos de perejil
- ½ cdta. pimienta negra
- ¼ taza de perejil
- ¼ taza de albahaca

Instrucciones:

1. Calienta el aceite de oliva en una sartén grande a fuego medio-alto.
2. Añade la cebolla, el apio y el pimiento verde y saltéalo hasta que todo se haya ablandado, en unos 7 minutos.
3. Coloca la coliflor en un procesador de alimentos. Pulsa hasta que se parezca al arroz, en unos 15 segundos. (Sáltese este paso por completo cuando use arroz de coliflor congelado.)
4. Añade las tazas de agua, arroz, frijoles y el resto de los ingredientes a la cacerola.
5. Mezclar todos los ingredientes hasta que se distribuyan completamente y cocinar hasta que el arroz con coliflor esté blando, unos 10 minutos.
6. Sirva en tazones y, si lo desea, adorne con el perejil y/o la albahaca opcionales, o, guarde para disfrutar más tarde!

Valor nutritivo por porción Calorías: 235, Carbohidratos: 32,3 g, Grasas: 8,3 g, Proteínas: 7,9 g.

Receta de postres y bocadillos: Helado de Coco y Mango

Tiempo de preparación 10 minutos/ Tiempo de cocción 0 minutos/ Sirve 6

Ingredientes

- 1 taza de leche de coco enlatada
- 3 tazas de mango cortado en dados, congelado
- 1 cucharada de miel
- 1/3 taza de frambuesas
- 3 cucharadas de jarabe de arce, opcional
- 1 cucharadita de chia

Instrucciones:

1. Coge la licuadora y añade la leche de coco, el mango y el jarabe de arce.
2. Ponlo en los platos y disfrútalo.

Valor nutritivo por porción: Calorías: 189, carbohidratos: 28g, Grasas: 9g, Proteínas: 2g

DÍA 4

Receta de desayuno: Rollos de canela con glaseado de anacardo

Tiempo de preparación 30 minutos/ Tiempo de cocción 25 minutos/ Sirve 12

Ingredientes

- 3 cucharadas de mantequilla vegetariana
- ¾ taza de leche de almendras sin azúcar
- 1/2 cucharadita de sal
- 3 cucharadas de azúcar molido
- 1 cucharadita de extracto de vainilla
- 1/2 taza de puré de calabaza
- 3 tazas de harina para todo uso
- 2 1/4 cucharaditas de levadura activa seca
- 3 cucharadas de mantequilla vegetariana ablandada
- 3 cucharadas de azúcar moreno
- 1/2 cucharadita de canela
- 1/2 taza de anacardos, remojados 1 hora en agua hirviendo
- 1/2 taza de azúcar glasé
- 1 cucharadita de extracto de vainilla
- 2/3 taza de leche de almendra

Instrucciones:

1. Engrasa una bandeja de hornear y ponte a un lado.
2. Busca un pequeño tazón, añade la mantequilla y ponlo en el microondas para que se derrita.
3. Añade el azúcar y revuelve bien, y déjalo enfriar.
4. Coge un bol grande y añade la harina, la sal y la levadura. Revuelva bien para mezclar.
5. Coloca la mantequilla enfriada en una jarra, añade el puré de calabaza, la vainilla y la leche de almendras. Revuelva bien juntos.
6. Vierte los ingredientes húmedos en los secos y revuelve bien para combinarlos.
7. Inclínese sobre una superficie plana y amase durante 5 minutos, añadiendo más harina según sea necesario para evitar que se pegue.
8. Vuelve al bol, cúbrelo con un plástico y métete en la nevera durante la noche.
9. A la mañana siguiente, saca la masa de la nevera y golpéala con los dedos.
10. Usando un rodillo, enrollar para formar un rectángulo de 18" y luego untarlo con mantequilla.
11. Busca un pequeño tazón y añade el azúcar y la canela. Mezclar bien y luego espolvorear con la mantequilla.
12. Enrollar la masa en una salchicha grande y luego cortarla en secciones.

13. Colóquelo en la bandeja de hornear engrasada y déjelo en un lugar oscuro para que se levante durante una hora.
14. Precaliente el horno a 350°F.
15. Mientras tanto, escurra los anacardos y agréguelos a su licuadora. Silba hasta que esté suave.
16. Añade el azúcar y la vainilla y vuelve a batirse.
17. Añade la leche de almendras hasta que alcance la consistencia deseada.
18. Métalo en el horno y hornea durante 20 minutos hasta que se dore.
19. Vierte el glaseado sobre la parte superior y luego sirve y disfruta.

Valor nutritivo por porción: Calorías: 243, carbohidratos: 34g, Grasas: 9g, Proteínas: 4g

La receta del almuerzo: Lasaña Fungo

Tiempo de preparación 20 minutos/ Tiempo de cocción 40 minutos/ Sirve 8

Ingredientes:

- 10 fideos o sábanas de lasaña
- 2 tazas de zanahorias de palo de fósforo
- 1 taza de champiñones, en rodajas
- 2 tazas de col cruda
- Un paquete de 14 onzas de tofu extra firme, escurrido.
- 1 taza de hummus
- ½ taza de levadura nutricional
- 2 cucharadas de condimento italiano
- 1 cucharada de ajo en polvo
- 1 cucharada de aceite de oliva
- 4 tazas de salsa marinara
- 1 cdta. de sal

Instrucciones:

1. Precaliente el horno a 400°F.
2. Cocinar los fideos o las hojas de lasaña según el método.
3. Coge una sartén grande, ponla a fuego medio y añade el aceite de oliva.

4. Añade las zanahorias, los champiñones y media cucharadita de sal, y cocina durante 5 minutos.
5. Añade la col rizada, saltéala durante otros 3 minutos y retira la sartén del fuego.
6. Toma un gran tazón, desmenuza el tofu y deja el tazón a un lado por ahora.
7. Toma otro tazón y añade el humus, la levadura nutritiva, el condimento italiano, el ajo, y ½ cucharadita de sal; mezcla todo junto.
8. Cubre el final de un plato de 8x8 con una taza de salsa marinara.
9. Cubre la salsa con un par de fideos o sábanas, y cubre estos con las migajas de tofu.
10. Añade una capa de vegetales sobre el tofu.
11. Continúa construyendo la lasaña apilando capas de salsa marinara, fideos o láminas, tofu y verduras, y cúbrela con una taza de salsa marinara.
12. Hornee en el horno durante 20-25 minutos con papel de aluminio, cubriendo la lasaña
13. Vuelva a ponerlo en el horno después de quitar el papel de aluminio y durante 5 minutos más.
14. ¡Deja que la lasaña se siente durante 10 minutos antes de servirla, o guárdala para otro día!

Valor nutritivo por porción: Calorías: 292, Carbohidratos: 38 g, Grasas: 9,2 g, Proteínas: 14,2 g.

Receta para la cena: Curry de tofu de coco

Tiempo de preparación 30 minutos/ Tiempo de cocción 15 minutos/ Sirve 2

Ingredientes:

- 1 14-oz. bloque de tofu firme
- 2 cucharaditas de aceite de coco
- 1 cebolla dulce mediana, cortada en cubos
- Una lata de 13 onzas de leche de coco reducida en grasas
- 1 taza de tomates frescos, cortados en cubos
- 1 taza de guisantes.
- 1½ jengibre de una pulgada, finamente picado
- 1 cucharadita de polvo de curry
- 1 cucharadita de cúrcuma
- 1 cucharadita de comino
- ½ cdta. de hojuelas de pimiento rojo
- 1 cucharadita de néctar de agave
- Sal y pimienta al gusto

Instrucciones:

1. Cortar el tofu en cubos de ½ pulgadas.
2. Calienta el aceite de coco en una gran sartén a fuego medio-alto.
3. Añade el tofu y cocínalo durante unos 5 minutos.

4. Añada el ajo y las cebollas picadas y saltee hasta que las cebollas sean transparentes (durante unos 5 a 10 minutos); añada el jengibre mientras lo remueve.

5. Añade la leche de coco, los tomates, el néctar de agave, los guisantes y las especias restantes.

6. Mezclar bien, cubrir y cocinar a fuego lento; retirar después de 10 minutos de cocción.

7. Para servirlo, pon el curry en un bol o sobre el arroz.

8. Disfruta de inmediato o guarda el curry en un recipiente hermético para disfrutarlo más tarde.

Valor nutritivo por porción: Calorías: 449, Carbohidratos: 38,7 g, Grasas: 23 g, Proteínas: 21,8 g.

Receta de postres y bocadillos: Pan de chocolate, plátano y nueces

Tiempo de preparación 1 hora y 15 minutos/ Tiempo de cocción 1 hora/ 8 porciones

Ingredientes

- 4-5 plátanos demasiado maduros
- 1 taza de azúcar
- 1/4 de taza de agua
- 1 cucharadita de vainilla
- 1 3/4 taza de harina de trigo integral
- 1/4 de taza de cacao en polvo
- 1/2 cucharadita de bicarbonato de sodio
- 1 cucharadita de canela
- 1 cucharadita de polvo de hornear
- 1/4 de taza de chispas de chocolate vegetariano
- 1/4 de taza de nueces o pacanas picadas

Instrucciones:

1. Precaliente su horno a 350°F y engrase un molde de pan.
2. Busca un tazón grande y añade los plátanos. Muele bien usando un tenedor.
3. Añade el azúcar y la vainilla, removiendo bien para combinar.
4. Añade el agua y revuélvela.

5. Toma otro tazón y añade la harina, el cacao en polvo, el bicarbonato de sodio, la canela y el polvo de hornear. Revuelva bien.
6. Añade los ingredientes secos a los húmedos y mézclalos bien.
7. Añade las chispas de chocolate y las nueces, revuelve bien y vierte en el molde de pan.
8. Hornea durante una hora hasta que esté bien cocido.
9. Deje que se enfríe completamente antes de cortar.
10. Sirva y disfrute.

Valor nutritivo por porción: Calorías: 293, carbohidratos: 56g, Grasas: 5g, Proteínas: 6g

DÍA 5

Receta de desayuno: Quiche de tomate y espárragos

Tiempo de preparación 1 hora y 20 minutos/ Tiempo de cocción 40 minutos/ Sirve 8

Ingredientes

- 1 1/2 taza de harina para todo uso
- 1/2 cucharadita de sal
- 1/2 taza de mantequilla vegetariana
- 2-3 cucharadas de agua helada
- 1 cucharada de aceite de coco o vegetal
- 1/4 de taza de cebolla blanca, picada
- 1 taza de espárragos frescos, picados
- 3 cucharadas de tomates secos, picados
- 1 bloque de 14 onzas de tofu medio/fino, drenado
- 3 cucharadas de levadura nutricional
- 1 cucharada de leche no láctea
- 1 cucharada de harina para todo uso
- 1 cucharadita de cebolla picada deshidratada
- 2 cucharaditas de jugo de limón fresco
- 1 cucharadita de mostaza picante
- 1/2 cucharadita de sal marina
- 1/2 cucharadita de cúrcuma

- 1/2 cucharadita de humo líquido
- 3 cucharadas de albahaca fresca, picada
- 1/3 taza de queso mozzarella vegetariano
- Sal y pimienta, a gusto

Instrucciones:

1. Precalienta el horno a 350°F y engrasa las ollas para quiche de 4 x 5" y ponlas a un lado.
2. Coge un bol mediano y añade la harina y la sal. Revuelva bien.
3. Luego cortar la mantequilla en trozos y añadirla a la harina, frotando la harina con los dedos hasta que se parezca al pan rallado.
4. Añade el agua y enrolla juntos.
5. Enróllalo y colócalo en las bandejas de quiche.
6. Hornee durante 10 minutos, luego saque del horno y haga un lado.
7. Coloca una sartén a fuego medio, añade el aceite y luego las cebollas.
8. Cocina durante cinco minutos hasta que se ablande.
9. Añade los espárragos y los tomates y cocínalos durante 5 minutos más. Quítalo del fuego y ponlo a un lado.
10. Coge tu procesador de alimentos y añade el tofu, la levadura nutritiva, la leche, la harina, las cebollas, la cúrcuma, el humo líquido, el zumo de limón y la sal.

11. Batir hasta que esté suave y verterlo en un tazón.
12. Añade la mezcla de espárragos, la albahaca y el queso y revuelve bien.
13. Sazonar con sal y pimienta.
14. Ponga la cuchara en la corteza del pastel y vuelva a meterla en el horno durante 15-20 minutos hasta que esté lista y cocinada.
15. Retirar del horno, dejar enfriar durante 20 minutos y luego servir y disfrutar.

Valor nutritivo por porción: Calorías: 221, carbohidratos: 20g, Grasas: 12g, Proteínas: 4g

La receta del almuerzo: Tofu agridulce

Tiempo de preparación 40 minutos/ Tiempo de cocción 21 minutos/ Sirve 4

Ingredientes:

- Un paquete de 14 onzas de tofu extra firme, escurrido.
- 2 cucharadas de aceite de oliva
- 1 pimiento rojo grande, sin hueso, picado
- 1 pimiento verde grande, sin hueso, picado
- 1 cebolla blanca mediana, cortada en cubos
- 2 cucharadas de ajo picado
- ½ pulgadas de jengibre picado
- 1 taza de trozos de piña
- 1 cucharada de pasta de tomate
- 2 cucharadas de vinagre de arroz
- 2 cucharadas de salsa de soja baja en sodio
- 1 cucharadita de maicena
- 1 cucharada de coco o azúcar de caña
- Sal y pimienta al gusto

Instrucciones:

1. En un pequeño tazón, bate la maicena, la pasta de tomate, la salsa de soja, el vinagre y el azúcar.

2. Cortar el tofu en cubos de ¼ pulgadas, colocarlos en un tazón mediano y marinarlos en la mezcla de salsa de soja hasta que el tofu haya absorbido los sabores (hasta 3 horas).
3. Calentar una cucharada de aceite de oliva en una sartén a fuego alto y medio.
4. Añade los trozos de tofu y la mitad del adobo restante a la sartén, dejando el resto para más tarde.
5. Revuelva con frecuencia hasta que el tofu se cocine de color marrón dorado, aproximadamente 10-12 minutos. Retire el tofu del fuego y déjelo a un lado en un tazón de tamaño mediano.
6. Añade la otra cucharada de aceite de oliva a la misma sartén, luego el ajo y el jengibre; calienta durante un minuto.
7. Añade los pimientos y las cebollas. Revuelva hasta que las verduras se hayan ablandado, unos 5 minutos.
8. Vierta el adobo sobrante en la sartén con las verduras y caliéntelo hasta que la salsa se espese removiendo continuamente, unos 4 minutos.
9. Añade los trozos de piña y los cubos de tofu a la sartén mientras revuelves y sigue cocinando durante 3 minutos.
10. ¡Sirve y disfruta de inmediato, o deja que el tofu agridulce se enfríe y guárdalo para más tarde!

Valor nutritivo por porción: Calorías: 236, Carbohidratos: 24,3 g, Grasas: 11,5 g, Proteínas: 8,8 g.

Receta para la cena: Falafels de Tahini

Tiempo de preparación 30 minutos/ Tiempo de cocción 25 minutos/ Sirve 4

Ingredientes:

- 2 tazas de garbanzos secos
- ½ taza de frijoles negros secos
- 2 tazas de flores de brócoli
- 1 diente de ajo, picado
- 2 cucharaditas de comino
- 1 cdta. de aceite de oliva
- ½ cucharadita de jugo de limón
- ½ cdta. de pimentón
- ¼ cdta. cúrcuma
- Una pizca de sal
- 2 cucharadas de tahini.

Instrucciones:

1. Precalentar el horno a 400°F
2. Mientras tanto, coloca los ramilletes de brócoli en una gran sartén y rocíalos con el aceite de oliva y la sal.
3. Asar el brócoli a fuego medio-alto hasta que los flósculos estén tiernos y dorados, durante 5 a 10 minutos; dejarlos a un lado y dejarlos enfriar un poco.

4. Ponga el brócoli enfriado con todos los ingredientes restantes, excepto la tahina, en un procesador de alimentos. Mezclar a baja temperatura durante 2 o 3 minutos, hasta que la mayoría de los bultos grandes desaparezcan.
5. Forrar una bandeja de horno con papel de pergamino. Presiona la masa de falafel en 8 hamburguesas de igual tamaño, y colócalas separadas uniformemente en el pergamino.
6. Hornear los falafels hasta que estén marrones y crujientes por fuera, durante unos 10 o 15 minutos. Asegúrate de voltearlos a la mitad para asegurar una cocción uniforme.
7. Servir con tahini como cobertura, o, dejar que el falafel se enfríe y guardarlo para más tarde.

Valor nutritivo por porción: Calorías: 220, Carbohidratos: 28 g, Grasas: 7,3 g, Proteínas: 10,5 g.

Receta de postres y bocadillos: Helado de mantequilla de maní

Tiempo de preparación: 20 minutos/ Tiempo de cocción: 8 horas/ Sirve: 30

Ingredientes:

- 1 taza de chispas de chocolate negro
- 3 latas de crema de coco, divididas
- ¼ taza de mantequilla de maní
- ½ taza de azúcar granulada
- 2 cucharaditas de extracto de vainilla
- ¼ cucharadita de sal
- ¼ taza de migas de galletas graham

Instrucciones:

1. Reservar ½ taza de la crema de coco y añadir el resto a la licuadora junto con la mantequilla de cacahuete, el azúcar, el extracto de vainilla y la sal.
2. Mezclar hasta que esté suave y congelar la mezcla durante 2 horas.
3. Calienta el resto de la taza de ½ de la crema de coco en una pequeña olla a fuego lento hasta que empiece a hervir.
4. Retira la olla del fuego y añade los trozos de chocolate a la crema de coco.

5. Déjalo reposar durante 5 minutos y luego revuelve la mezcla para combinar el chocolate y la crema. Las chispas de chocolate deberían estar completamente ablandadas en este punto.
6. Deje que la mezcla se enfríe a temperatura ambiente.
7. Mientras tanto, saca la mezcla congelada y mézclala con la mezcla de chocolate y crema de coco y las migas de galletas graham en un bol.
8. Deje enfriar durante 8 horas en el refrigerador.
9. Saca y sirve frío.

Valores nutricionales por porción: Calorías 154, Grasas 11.9 g, Carbohidratos 12.5 g, Proteínas 2.1 g

DÍA 6

Receta de desayuno: Waffles de jengibre

Tiempo de preparación 30 minutos/ Tiempo de cocción 20 minutos/ Sirve 6

Ingredientes

- 1 harina de escanda
- 1 cucharada de semillas de lino, molidas
- 2 cucharaditas de polvo de hornear
- 1/4 de cucharadita de bicarbonato de sodio
- 1/4 de cucharadita de sal
- 1 1/2 cucharaditas de canela, molida
- 2 cucharaditas de jengibre molido
- 4 cucharadas de azúcar de coco
- 1 taza de leche no láctea
- 1 cucharada de vinagre de sidra de manzana
- 2 cucharadas de melaza de correa negra
- 1½ cucharadas de aceite de oliva

Instrucciones:

1. Encuentra tu plancha de gofres, aceite generosamente y precalienta.
2. Busca un bol grande y añade los ingredientes secos. Revuelvan bien juntos.

3. Ponga los ingredientes húmedos en otro tazón y revuélvalos hasta que se combinen.

4. Añade lo húmedo a lo seco y luego revuelve hasta que se combinen.

5. Vierta la mezcla en la plancha de gofres y cocine a temperatura media durante 20 minutos.

6. Abrir con cuidado y quitar.

7. Sirva y disfrute.

Valor nutritivo por porción: Calorías: 173, carbohidratos: 29g, Grasas: 5g, Proteínas: 3g

La receta del almuerzo: Camotes rellenos

Tiempo de preparación 30 minutos/ Tiempo de cocción 1 hora 16 minutos/ Sirve 3

Ingredientes:

- ½ taza de frijoles negros secos
- 3 batatas pequeñas o medianas
- 2 cucharadas de aceite
- 1 pimiento rojo, sin hueso, picado
- 1 pimiento verde grande, sin hueso, picado
- Una pequeña cebolla amarilla dulce, picada
- 2 cucharadas de ajo, picado o en polvo
- Paquete de 18 onzas de tempeh, cortado en cubos de ¼".
- ½ taza de salsa marinara
- ½ taza de agua
- 1 cucharada de chile en polvo
- 1 cucharadita de perejil
- ½ tsp. cayena
- Sal y pimienta al gusto

Instrucciones:

1. Precaliente el horno a 400°F.
2. Usando un tenedor, haga varios agujeros en la piel de las batatas.

3. Envuelva los boniatos con papel de aluminio y póngalos en el horno hasta que estén suaves y tiernos, o durante unos 45 minutos.

4. Mientras se cocinan los boniatos, calienta el aceite en una sartén profunda a fuego medio-alto. Añade las cebollas, los pimientos y el ajo, y cocina hasta que las cebollas estén blandas, durante unos 10 minutos.

5. Añade el agua, junto con los frijoles cocidos, la salsa marinara, el chile en polvo, el perejil y la pimienta. Hervir la mezcla y luego bajar el fuego a medio o bajo. Deje que la mezcla se cocine a fuego lento hasta que el líquido se haya espesado, durante unos 15 minutos.

6. Añade los cubos de tempeh cortados en cubos y caliéntalos hasta que se calienten, alrededor de 1 minuto.

7. Mezcla la pimienta y la sal a gusto.

8. Cuando las papas estén listas para hornear, sáquenlas del horno. Corta una rendija en la parte superior de cada una, pero no partas las patatas por la mitad.

9. Cubre cada patata con una cucharada de la mezcla de judías, verduras y tempeh. Ponga las patatas rellenas de nuevo en el horno caliente durante unos 5 minutos.

10. ¡Servir después de enfriar durante unos minutos, o, guardar para otro día!

Valor nutritivo por porción: Calorías: 498, Carbohidratos: 55,7 g, Grasas: 17,1 g, Proteínas: 20,7 g.

Receta para la cena: Tazón de Buda de Tempeh cubano

Tiempo de preparación 15 minutos/ Tiempo de cocción 15 minutos/ Sirve 5

Ingredientes:

- 1 taza de arroz basmati
- 1 taza de frijoles negros secos
- Un paquete de 14 onzas de tempeh, cortado en rodajas finas.
- 1 taza de agua
- 2 cucharaditas de chile en polvo
- 1 cucharadita de jugo de limón
- 1¼ tsp. comino
- 1 pizca de sal
- 1 cucharadita de cúrcuma
- 2 cucharadas de aceite de coco
- 1 aguacate mediano, deshuesado, pelado, cortado en cubos.

Instrucciones:

1. Mezcla el caldo de verduras, el chile en polvo, el comino, la cúrcuma, la sal y el jugo de lima en un tazón grande.
2. Añade el tempeh y déjalo marinar en la nevera hasta 3 horas.
3. Calentar una sartén con el aceite de coco a fuego medio-alto y añadir el tempeh con los jugos del marinado.

4. Poner todo a hervir, bajar el fuego y cocinar a fuego lento hasta que el caldo haya desaparecido, de 10 a 15 minutos.
5. Sirva el tempeh en un bol con una cucharada de arroz, y ponga encima los frijoles negros cocidos y el aguacate cortado en cubitos.

Valor nutritivo por porción: Calorías: 343, Carbohidratos: 27,4 g, Grasas: 18,3 g, Proteínas: 17,1 g.

Receta de postres y bocadillos: El batido de la 'Máquina Verde'

Tiempo de preparación 3 minutos/ Sirve 2

Ingredientes

- 1 taza de espinacas
- ½ taza de brócoli
- 2 ramas de apio
- 4 cucharadas de coco seco
- 1 banana
- 1 cucharada de polvo de proteína vegana sin sabor
- 300 ml de leche, almendra, avena o coco
- 150-300ml de agua

Instrucciones:

1. Poner todo en una licuadora y hacer un bombardeo...
2. Viértelo en vasos y sírvelo.

Valor nutritivo por porción: Calorías 243, Carbohidratos 27 g, Grasas 10 g, Proteínas 14 g

DÍA 7

Receta de desayuno: Pan de fresa y plátano delgado

Tiempo de preparación 30 minutos/ Tiempo de cocción 10 minutos/ Sirve 24

Ingredientes

- 1 taza de puré de plátanos maduros
- 2/3 taza de leche de coco
- 3 cucharadas de jarabe de arce
- 2 1/2 cucharadas de semillas de chía
- 2 cucharadas de aceite de coco, derretido
- 1 cucharada de vainilla
- 1 1/4 taza de harina para todo uso
- 2 1/2 cucharaditas de polvo de hornear
- 1 cucharada de canela
- 1 taza de fresas frescas finamente picadas

Instrucciones:

1. Precalentar el horno a 350°F y engrasar una lata de 24 cuentas de mini-carga.
2. Toma un tazón grande y añade los plátanos, la leche de coco, el jarabe de arce, la chía, el aceite de coco y la vainilla.
3. Revuelva bien y luego déjelo reposar durante cinco minutos.

4. Toma otro tazón y añade la harina, el polvo de hornear y la canela. Revuelva y luego agregue a los ingredientes húmedos.

5. Añade las fresas y dóblalas.

6. Dividir entre los moldes de panecillos y hornear durante 10 minutos hasta que estén bien cocidos.

7. Sacar del horno y rociar con crema de coco y semillas de chía.

8. Sirva y disfrute.

Valor nutritivo por porción: Calorías: 87, carbohidratos: 14g, Grasas: 3g, Proteínas: 1g

La receta del almuerzo: Quesadillas de batata

Tiempo de preparación 30 minutos/ Tiempo de cocción 1 hora 9 minutos/ Sirve 3

Ingredientes:

- 1 taza de frijoles negros secos
- ½ taza de arroz seco de elección
- 1 camote grande, pelado y cortado en cubos.
- ½ taza de salsa
- 3-6 envoltorios de tortilla
- 1 cucharada de aceite de oliva
- ½ cdta. polvo, ajo
- ½ cdta. polvo de cebolla
- ½ cdta. de pimentón

Instrucciones:

1. Precaliente el horno a 350°F.
2. Forrar una bandeja de horno con papel de pergamino.
3. Corta la batata en cubos de ½ pulgadas y rócialos con aceite de oliva. Transfiere los cubos a la bandeja de hornear.
4. Ponga la cacerola en el horno y hornee las patatas hasta que estén tiernas, durante una hora.
5. Deje que las patatas se enfríen durante 5 minutos y luego añádalas a un bol grande con la salsa y el arroz cocido. Utiliza un

tenedor para triturar los ingredientes hasta obtener una mezcla bien combinada.

6. Calentar una cacerola a fuego medio-alto y añadir la mezcla de patatas/arroz, judías negras cocidas y especias a la cacerola.
7. Cocina todo durante unos 5 minutos o hasta que se haya calentado por completo.
8. Tome otra sartén y póngala a fuego medio-bajo. Coloca una tortilla en la sartén y llena la mitad con una cucharada colmada de la mezcla de patatas, judías y arroz.
9. Dobla la tortilla por la mitad para cubrir el relleno, y cocina la tortilla hasta que ambos lados estén dorados, unos 4 minutos por cada lado.
10. Sirve las tortillas con un poco de salsa adicional a un lado.

Valor nutritivo por porción: Calorías: 329, Carbohidratos: 54,8 g, Grasas: 7,5 g, Proteínas: 10,6 g.

Receta para la cena: Tazones de enchilada horneados

Tiempo de preparación 60 minutos/ Tiempo de cocción 45 minutos/ Sirve 4

Ingredientes:

- 1 taza de frijoles negros secos
- 1 batata grande
- 4 cucharadas de aceite de oliva
- 2 tazas de salsa para enchiladas
- 1 pimiento verde, fresco o una mezcla roja/verde congelada
- ½ cebolla púrpura, picada
- Un paquete de 14 onzas de tofu firme.
- ½ taza de anacardos, picados
- 1 cucharadita de comino
- 1 cdta. de pimentón
- 1 cdta. de polvo, ajo
- 1 cdta. de sal
- ½ taza de queso vegetariano
- 1 cucharada de jalapeños picados

Instrucciones:

1. Precalentar el horno a 400°F
2. Cortar las batatas en cubos de ¼ pulgadas y colocarlas en un recipiente con 2 cucharadas de aceite de oliva, la ½ cucharadita

de sal y el ajo en polvo. Mezclar bien y asegurarse de que las batatas se cubran uniformemente.

3. Coloca las patatas dulces en una bandeja de hornear. Coloca el molde en el horno y hornea hasta que los cubos de patata empiecen a ablandarse, durante 15-20 minutos.

4. Mientras tanto, corta el pimiento, la cebolla y el tofu en cubos de ¼ pulgadas y colócalos en el recipiente previamente utilizado con el resto del aceite de oliva, los anacardos y la cucharadita de sal de ½.

5. Revuelva los ingredientes a fondo para asegurarse de que todo vuelva a estar cubierto uniformemente.

6. Después de sacar las papas del horno, agregue el tofu, los pimientos y las cebollas a la bandeja de hornear y revuelva hasta que se combinen.

7. Ponga la bandeja de hornear de nuevo en el horno durante 10 minutos, hasta que las cebollas estén doradas y los pimientos estén suaves.

8. Del horno, saca la sartén y coloca el contenido en una cacerola.

9. Añade las judías negras cocidas, la salsa para enchiladas y las especias a la cazuela, mezclando todo hasta que se distribuya uniformemente.

10. Cubrir con una capa de queso vegetariano y volver al horno hasta que se derrita, unos 15 minutos.

11. Sirva en un tazón con los jalapeños opcionales si lo desea, o guárdelo para más tarde.

Valor nutritivo por porción: Calorías: 417, Carbohidratos: 34,6 g, Grasas: 27,1 g, Proteínas: 15,6 g.

Receta de postres y bocadillos: Yogur de coco Pudín de Chia

Tiempo de preparación: 5 minutos/ Tiempo de cocción: 0 minutos/ Sirve: 1

Ingredientes:

- ½ taza de yogur de vainilla y coco
- 2 cucharadas de semillas de chía
- 3 cucharadas de leche de almendra

Instrucciones:

1. Mezcla todos los ingredientes en un tazón hasta que estén bien combinados.
2. Colóquelo en el congelador durante una hora o durante la noche.
3. Cuando se espese, pongan sus guarniciones favoritas y sirvan.

Valores nutricionales por porción: Calorías 202, Grasa 15.5 g, Carbohidratos 15.4 g, Proteínas 2.7 g

DÍA 8

Receta de desayuno: Garbanzos griegos en tostadas

Tiempo de preparación 30 minutos/ Tiempo de cocción 5 minutos/ Sirve 2

Ingredientes

- 2 cucharadas de aceite de oliva
- 3 chalotas pequeñas, finamente cortadas
- 2 dientes de ajo grandes, finamente cortados.
- ¼ cucharadita de pimentón ahumado
- ½ cucharadita de pimentón dulce
- ½ cucharadita de canela
- ½ cucharadita de sal
- ½-1 cucharadita de azúcar, a gusto
- Pimienta negra, a gusto
- 1 lata de 14 onzas de tomates ciruela...
- 2 tazas de garbanzos cocidos
- 4-6 rebanadas de pan crujiente, tostado
- Perejil fresco y eneldo
- Aceitunas deshuesadas de Kalamata

Instrucciones:

1. Ponga una sartén a fuego medio y añada el aceite.

2. Añade los chalotes a la sartén y cocínalos durante cinco minutos hasta que estén blandos.

3. Añade el ajo y cocínalo durante un minuto más y luego añade las otras especias a la sartén.

4. Revuelva bien y añada los tomates.

5. Bajen el fuego y cocinen a fuego lento hasta que la salsa se espese.

6. Añade los garbanzos y caliéntalos.

7. Sazonar con el azúcar, la sal y la pimienta y luego servir y disfrutar.

Valor nutritivo por porción: Calorías: 709, carbohidratos: 85g, Grasa: 29g, Proteína: 19g

La receta del almuerzo: Satay Tempeh con arroz de coliflor

Tiempo de preparación 60 minutos/ Tiempo de cocción 15 minutos/ Sirve 4

Ingredientes:

- ¼ taza de agua
- 4 cucharadas de mantequilla de maní
- 3 cucharadas de salsa de soja baja en sodio
- 2 cucharadas de azúcar de coco
- 1 diente de ajo, picado
- ½ pulgadas de jengibre, picado
- 2 cdtas. de vinagre de arroz
- 1 cucharadita de copos de pimiento rojo
- 4 cucharadas de aceite de oliva
- 2 paquetes de 8 onzas de tempeh, drenados
- 2 tazas de arroz con coliflor
- 1 taza de col morada, cortada en cubos
- 1 cucharada de aceite de sésamo
- 1 cucharadita de néctar de agave

Instrucciones:

1. Toma un tazón grande, combina todos los ingredientes para la salsa, y luego bate hasta que la mezcla esté suave y los grumos se hayan disuelto.
2. Corta el tempeh en cubos de ½ pulgadas y ponlos en la salsa, revolviendo para asegurar que los cubos se cubran completamente.
3. Ponga el tazón en el refrigerador para marinar el tempeh por hasta 3 horas.
4. Antes de que el tempeh termine de marinarse, precalienta el horno a 400°F.
5. Extienda el tempeh en una hoja para hornear forrada con papel pergamino o ligeramente engrasada con aceite de oliva.
6. Hornea los cubos marinados hasta que estén dorados y crujientes, unos 15 minutos.
7. Calentar el arroz con coliflor en una cacerola con 2 cucharadas de aceite de oliva a fuego medio hasta que esté caliente.
8. Enjuague el gran tazón con agua, y luego mezcle la col, el aceite de sésamo y el agave.
9. Sirva una cucharada de arroz de coliflor cubierto con la col marinada y el tempeh cocido en un plato o en un bol y disfrute. O, guardarlo para más tarde.

Valor nutritivo por porción: Calorías: 531, Carbohidratos: 31,7 g, Grasas: 33 g, Proteínas: 27,6 g.

Receta para la cena: Brócoli y champiñones salteados

Tiempo de preparación 30 minutos/ Tiempo de cocción 2 minutos/ Sirve 4

Ingredientes

- 2 tazas de brócoli, cortado en pequeños ramilletes
- 1/4 de taza de cebolla roja, picada en pequeño
- 3 dientes de ajo, picados
- 2 tazas de champiñones en rodajas
- 1/4 de cucharadita de pimienta roja, machacada
- 2 cucharaditas de jengibre fresco rallado
- 1 cucharada de aceite de oliva
- ¼ taza de agua o caldo
- 1/2 taza de zanahoria rallada
- 1/4 de taza de anacardos
- 2 cucharadas de vinagre de vino de arroz
- 2 cucharadas de salsa de soja
- 1 cucharada de azúcar de coco
- 1 cucharada de semillas de sésamo

Instrucciones:

1. Ponga una sartén grande a fuego medio y añada el aceite de oliva.

2. Añade el brócoli, la cebolla, el ajo, los champiñones, el pimiento rojo, el jengibre y el agua.
3. Cocina hasta que las verduras estén blandas.
4. Añade las zanahorias, los anacardos, el vinagre, la soja y el azúcar de coco. Revuelva bien y cocine por 2 minutos.
5. Espolvorear con semillas de sésamo y luego servir y disfrutar.

Valor nutritivo por porción: Calorías: 133, carbohidratos: 9g, Grasa: 8g, Proteína: 6g

Receta de postres y bocadillos: Fudge

Tiempo de preparación: 10 minutos/ Tiempo de cocción: 5 minutos/ Sirve: 18

Ingredientes:

- 1 taza de chispas de chocolate vegetariano
- ½ taza de leche de soja

Instrucciones:

1. Forre una sartén de 8 pulgadas con papel encerado. Aparta. Deje espacio en el refrigerador para este plato, ya que lo necesitará más tarde.
2. Derretir las chispas de chocolate en una olla doble o añadir el chocolate y la almendra untada a un tazón mediano, apto para microondas. Derrítelo en el microondas en incrementos de 20 segundos hasta que el chocolate se derrita. Entre cada ráfaga de 20 segundos, revuelva el chocolate hasta que esté suave.
3. Vierta la mezcla de chocolate derretido en la sartén forrada. Golpee los lados de la sartén para asegurarse de que la mezcla se extienda en una capa uniforme. Alternativamente, usa una cuchara para hacer remolinos en la parte superior.
4. Mueva la sartén al refrigerador hasta que esté firme. Saque la sartén del refrigerador y corte el dulce de leche en 18 cuadrados.

Valores nutricionales por porción: Calorías 21, Grasa 1.2 g, Carbohidratos 2.2 g, Proteínas 0.2 g

113

DÍA 9

Receta de desayuno: Garbanzos asados

Tiempo de preparación: 10 minutos/ Tiempo de cocción: 25 minutos/ Sirve: 4

Ingredientes:

- 1 lata de garbanzos, enjuagados y escurridos
- 2 cucharaditas de jugo de limón recién exprimido
- 2 cucharaditas de tamari
- ½ cucharadita de romero fresco, picado
- 1/8 cucharadita de sal marina
- 1/8 cucharadita de jarabe de arce puro o néctar de agave

Instrucciones:

1. Precaliente la estufa a 400°F. Forrar una hoja de hornear con papel de pergamino.
2. Mezcle todos los ingredientes y esparza los garbanzos en la bandeja de hornear.
3. Asar durante unos 25 minutos, revolviendo los garbanzos cada 5 minutos más o menos. Nota, hasta que el tamari y el jugo de limón se sequen, los garbanzos parecerán delicados, no crujientes.
4. Servir caliente o a temperatura ambiente.

Valores nutricionales por porción: Calorías 290, Grasa 10.2 g, Carbohidratos 40.3 g, Proteínas 10.9 g

La receta del almuerzo: Envolturas de Tofu Teriyaki

Tiempo de preparación 30 minutos/ Tiempo de cocción 15 minutos/ Sirve 3

Ingredientes:

- 1 14-oz. escurrido, paquete de tofu extra firme
- 1 cebolla blanca pequeña, cortada en cubitos
- ½ piña, pelada, sin corazón
- ¼ taza de salsa de soja
- 2 cucharadas de aceite de sésamo
- 1 diente de ajo, picado
- 1 cucharada de azúcar de coco
- 3-6 hojas de lechuga grandes
- 1 cucharada de semillas de sésamo tostadas
- Sal y pimienta al gusto

Instrucciones:

1. Tome un tazón mediano y mezcle la salsa de soja, el aceite de sésamo, el azúcar de coco y el ajo.
2. Cortar el tofu en cubos de ½ pulgadas, colocarlos en el tazón, y transferir el tazón al refrigerador para marinar, hasta 3 horas.
3. Mientras tanto, corta la piña en anillos o cubos.
4. Después de que el tofu esté adecuadamente marinado, coloque una sartén grande a fuego medio y vierta el tofu con el resto del adobo, los cubos de piña y las cebollas picadas; revuelva.

5. Añade sal y pimienta al gusto, asegurándote de revolver los ingredientes frecuentemente, y cocina hasta que las cebollas estén suaves y translúcidas, unos 15 minutos.
6. Divide la mezcla entre las hojas de lechuga y cubre con una pizca de semillas de sésamo tostadas.
7. Sirva de inmediato, o guarde la mezcla y las hojas de lechuga por separado.

Valor nutritivo por porción: Calorías: 259, Carbohidratos: 20,5 g, Grasas: 15,4 g, Proteínas: 12,1 g

Receta para la cena: Tempeh glaseado de arce con quinoa y col rizada

Tiempo de preparación 40 minutos/ Tiempo de cocción 30 minutos/ Sirve 4

Ingredientes

- 1 taza de quinoa
- 1 1/2 tazas de caldo vegetal
- 8 oz. de tempeh, en cubos
- 2 cucharadas de jarabe de arce puro
- 3 cucharadas de arándanos secos
- 1 cucharada de tomillo fresco picado
- 1 cucharada de romero fresco picado
- 1 cucharada de aceite de oliva
- Jugo de una naranja
- 1 diente de ajo, picado
- 4 oz. de col rizada, picada

Instrucciones:

1. Precaliente el horno a 400°F y forre una bandeja de hornear con papel pergamino.
2. Añade el caldo a una cacerola y ponlo a fuego medio. Llevar a ebullición y añadir la quinoa.

3. Reduzca el calor, cúbralo y cocine a fuego lento durante 15 minutos hasta que se cocine.
4. Toma un tazón mediano, agrega el tempeh y vierte el jarabe de arce y revuelve bien hasta que se combinen.
5. Coloca el tempeh en la bandeja de hornear y ponlo en el horno durante 15 minutos hasta que se dore.
6. Mientras tanto, coge un bol grande y añade el resto de los ingredientes. Revuelva bien para combinar.
7. Añade la quinoa y el tempeh cocido, sazona bien con sal y pimienta.
8. Sirva y disfrute.

Valor nutritivo por porción: Calorías: 321, carbohidratos: 35g, Grasas: 12g, Proteínas: 16g

Receta de postres y bocadillos: Brownie de chocolate de aguacate

Tiempo de preparación 45 minutos/ Tiempo de cocción 30 minutos/ Sirve 12

Ingredientes

- 3 grandes plátanos demasiado maduros
- 1 aguacate mediano, maduro pero no marrón
- 1 taza de mantequilla de maní natural crujiente
- 1 cucharadita de vainilla
- 1/2 taza de polvo de cacao
- 1/4 de taza de harina de almendra
- 1/2 taza de mijo
- 1/4 taza de plumillas de cacao
- 1/2 taza de trozos de nuez

Instrucciones:

1. Precaliente su horno a 350°F y forre una bandeja de hornear de 8 x 8" con papel pergamino.
2. Coge un bol grande y añade el plátano y el aguacate. Macerar bien con un tenedor.
3. Añade la mantequilla de maní y la vainilla y revuelve bien hasta que esté suave.
4. Añade el cacao, la harina de almendras, el mijo, los trozos de cacao y las nueces. Revuelva bien hasta que se combinen.

5. Viértelo en la bandeja de hornear y métlo en el horno durante 30 minutos hasta que esté en el medio.
6. Sáquelo del horno y déjelo enfriar durante varias horas.
7. Sirva y disfrute.

Valor nutritivo por porción: Calorías: 240, carbohidratos: 17g, Grasas: 16g, Proteínas: 8g

DÍA 10

Receta de desayuno: Revuelto de Tempeh de papas dulces ahumadas

Tiempo de preparación 17 minutos/ Tiempo de cocción 13 minutos/ Sirve 8

Ingredientes

- 2 cucharadas de aceite de oliva
- 1 papa dulce pequeña, finamente picada
- 1 cebolla pequeña cortada en cubitos
- 2 dientes de ajo
- 8 oz. paquete tempeh desmoronado
- 1 pimiento rojo pequeño cortado en dados
- 1 cucharada de salsa de soja
- 1 cucharada de comino molido
- 1 cucharada de pimentón, ahumado
- 1 cucharada de jarabe de arce
- Jugo de limón
- 1 rebanada de aguacate
- 2 cebolletas picadas
- 4 tortillas
- Salsa picante

Instrucciones:

1. Coloca una sartén a fuego medio y añade el aceite.
2. Añade las patatas dulces y cocínalas durante cinco minutos hasta que se ablanden.
3. Añade la cebolla y cocínala otros cinco minutos hasta que se ablande.
4. Revuelva el ajo y cocine por un minuto.
5. Añade el tempeh, la pimienta, el comino, la soja, el arce, el pimentón y el zumo de limón y cocina durante 2 minutos.
6. Sirve con los extras opcionales y luego disfruta.

Valor nutritivo por porción: Calorías: 276, carbohidratos: 27g, Grasas: 15g, Proteínas: 13g

La receta del almuerzo: Tofu y frijoles Tex-Mex

Tiempo de preparación 25 minutos/ Tiempo de cocción 12 minutos/ Sirve 2

Ingredientes:

- 1 taza de frijoles negros secos
- 1 taza de arroz integral seco
- Un paquete de 14 onzas de tofu firme, drenado
- 2 cucharadas de aceite de oliva
- 1 cebolla morada pequeña, cortada en cubitos
- 1 aguacate mediano, sin hueso, pelado
- 1 diente de ajo, picado
- 1 cucharada de jugo de lima
- 2 cucharaditas de comino
- 2 cucharaditas de pimentón
- 1 cucharadita de chile en polvo
- Sal y pimienta al gusto

Instrucciones:

1. Cortar el tofu en cubos de ½ pulgadas.
2. Calienta el aceite de oliva en una gran sartén a fuego fuerte. Añade las cebollas picadas y cocínalas hasta que estén blandas, durante unos 5 minutos.

3. Añade el tofu y cocina 2 minutos más, volteando los cubos con frecuencia.

4. Mientras tanto, corta el aguacate en rodajas finas y déjalo a un lado.

5. Baja el fuego a medio y mezcla el ajo, el comino y las judías negras cocidas.

6. Revuelva hasta que todo se incorpore completamente, y luego cocine por 5 minutos.

7. Añade las especias restantes y el jugo de limón a la mezcla en la sartén. Mezcla bien y retira la sartén del fuego.

8. Sirva el tofu Tex-Mex y los frijoles con una cucharada de arroz y adorne con el aguacate fresco.

9. Disfrútelo inmediatamente o guarde el arroz, el aguacate y la mezcla de tofu por separado.

Valor nutritivo por porción: Calorías: 315, Carbohidratos: 27,8 g, Grasas: 17 g, Proteínas: 12,7 g.

Receta para la cena: Chili de cocción lenta

Tiempo de preparación 30 minutos / Tiempo de cocción 9 horas / Sirve 12

Ingredientes

- 3 tazas de frijoles pintos secos
- 1 cebolla grande, picada
- 3 pimientos, picados
- 8 jalapeños verdes grandes
- 2 latas de 14,5 onzas de tomates cortados en dados
- 1 cucharada de chile en polvo
- 2 cucharadas de copos de orégano
- 1 cucharada de polvo de comino
- 1 cucharada de ajo en polvo
- 3 hojas de laurel, recién molidas
- 1 cucharadita de pimienta negra molida
- 1 cucharada de sal marina

Instrucciones:

1. Coloca los frijoles en una cacerola grande, cúbrelos con agua y déjalos en remojo toda la noche.
2. A la mañana siguiente, escurrir y transferir a una olla de cocción lenta de 6 cuartos.

3. Cúbrelo con la sal y dos pulgadas de agua. Cocina en alto durante 6 horas hasta que se ablande.
4. Escurra los frijoles y añada los otros ingredientes. Revuelva bien para combinar.
5. Cúbrelo y cocínalo por otras 3 horas en alto.
6. Sirva y disfrute.

Valor nutritivo por porción: Calorías: 216, carbohidratos: 30g, Grasas: 1g, Proteínas: 12g

Receta de postres y bocadillos: Tarta de queso de arándanos con limón crudo y vegano

Tiempo de preparación: 10 minutos.

Ingredientes

Para la corteza...

- 2 tazas de almendras crudas
- 2 tazas de dátiles picados y sin hueso
- 1/2 taza de polvo de cacao crudo

Para el relleno...

- 3 tazas de anacardos crudos (remojados durante 2 horas)
- 1 1/2 taza de arándanos frescos
- 1 taza de aceite de coco
- 3/4 de taza de agave crudo
- 1/2 taza de jugo de limón fresco
- 1/2 taza de agua filtrada
- 1 cucharada de cáscara de limón
- 1 cucharadita de extracto de vainilla
- Pellizcar la sal marina celta

Instrucciones:

1. Coge tu procesador de alimentos y añade las almendras, los dátiles y el polvo de cacao. Silba hasta que se combinen.
2. Usa tus manos para enrollar esta mezcla en una bola.

3. Engrasar un molde de torta de 9 pulgadas con aceite y luego presionar la corteza en el fondo.
4. Limpia la licuadora, añade los ingredientes de relleno y bate hasta que esté suave.
5. Vierta el relleno en la lata.
6. Cúbrelo con papel de aluminio y luego ponlo en el congelador de 5 a 10 horas hasta que esté listo.

Valor nutritivo por porción: Calorías: 262, carbohidratos: 8g, Grasas: 23g, Proteínas: 5g

DÍA 11

Receta de desayuno: Tortilla de garbanzos esponjosos

Tiempo de preparación 20 minutos/ Tiempo de cocción 7 minutos/ Sirve 1

Ingredientes

- 1/4 de taza de harina de besan
- 1 cucharada de levadura nutricional
- 1/2 cucharadita de poder de cocción
- 1/4 de cucharadita de cúrcuma
- 1/2 cucharadita de cebollino picado
- 1/4 de cucharadita de ajo en polvo
- 1/8 de cucharadita de pimienta negra
- 1/2 cucharadita de sustituto de huevo Ener-G
- 1/4 de taza + 1 cucharada de agua
- Verdes frondosos, desgarrados con las manos
- Vegetales
- Salsa
- Ketchup
- Salsa picante
- Perejil

Instrucciones:

1. Agarra un tazón mediano y combina todos los ingredientes excepto las verduras y los vegetales. Deje que se quede de pie durante cinco minutos.
2. Coloca una sartén a fuego medio y añade el aceite.
3. Vierta la masa en la sartén, extiéndala y cocínela durante 3-5 minutos hasta que los bordes se separen de la sartén.
4. Añade las verduras y los vegetales de tu elección y luego dobla la tortilla.
5. Cocina durante 2 minutos más y luego ponlo en un plato.
6. Servir con el ingrediente que elija.
7. Sirva y disfrute.

Valor nutritivo por porción: Calorías: 439, carbohidratos: 71g, Grasas: 8g, Proteínas: 12g

La receta del almuerzo: Fajitas vegetarianas

Tiempo de preparación 30 minutos/ Tiempo de cocción 19 minutos/ Sirve 6

Ingredientes:

- 1 taza de frijoles negros secos
- 1 pimiento verde grande, sin semillas, cortado en cubos.
- 1 chile poblano, sin semillas, cortado en rebanadas finas
- 1 aguacate grande, pelado, deshuesado, machacado
- 1 cebolla dulce mediana, picada
- 3 setas portobello grandes
- 2 cucharadas de aceite de oliva
- 6 envoltorios de tortilla
- 1 cucharadita de jugo de limón
- 1 cucharadita de chile en polvo
- 1 cdta. de polvo de ajo
- ¼ cucharadita de pimienta de cayena
- Sal al gusto

Instrucciones:

1. Prepara los frijoles negros según el método.
2. Calienta una cucharada de aceite de oliva en una sartén grande a fuego fuerte.
3. Añade los pimientos, el chile poblano y la mitad de las cebollas.

4. Mezclar el chile en polvo, el ajo en polvo y la pimienta de cayena; añadir sal a gusto.
5. Cocina las verduras hasta que estén tiernas y doradas, unos 10 minutos.
6. Añade las judías negras y continúa cocinando durante 2 minutos más; luego retira la sartén de la estufa.
7. Añade las setas portobello a la sartén y baja el fuego a bajo. Espolvorea los hongos con sal.
8. Revuelva los ingredientes a menudo, y cocine hasta que los hongos hayan disminuido a la mitad de su tamaño, alrededor de 7 minutos. Retire la sartén del fuego.
9. Mezcla el aguacate, la cucharada de aceite de oliva restante y las cebollas restantes en un pequeño tazón para hacer un simple guacamole. Mezcla el jugo de lima y añade sal y pimienta al gusto.
10. Esparce el guacamole en una tortilla con una cuchara y luego cúbrela con una generosa cucharada de la mezcla de hongos.
11. Sirva y disfrute de inmediato, o, deje que las tortillas preparadas se enfríen y envuélvalas en toallas de papel para almacenarlas!

Valor nutritivo por porción: Calorías: 264, Carbohidratos: 27.7 g, Grasas: 14 g. Proteínas: 6.8 g

Receta para la cena: Carne molida con salsa de tomate marinara

Tiempo de preparación 40 minutos/ Tiempo de cocción 30 minutos/ Sirve 10

Ingredientes

- 1 taza de quinoa enjuagada
- 2 tazas de caldo, de verduras
- 1/2 cucharadita de pimienta, negra
- Sal, 1/2 cucharadita
- 1 taza de nueces crudas, cortadas finamente
- 3 cucharadas de pasta de tomate
- 1 cucharada. Levadura, nutricional
- Salsa
- 1/4 cucharadita de polvo, ajo
- 2 cucharaditas de polvo, chile
- 2 cucharaditas de comino
- 1/2 taza de salsa marinara, vegetariana
- 1/4 cucharadita de polvo, ajo
- 2 cucharaditas de orégano, seco

Instrucciones:

1. Tome una sartén mediana y añada el caldo, la quinoa, la pimienta y la sal.
2. Cúbrete y ponte a hervir.
3. Reduzca el calor y cocine durante 15 minutos hasta que esté esponjoso.
4. Cúbrelo con la tapa y déjalo reposar durante 5 minutos.
5. Calienta el horno a 400°F y cubre una hoja de hornear con papel pergamino.
6. Quita la tapa de la quinoa y añade los ingredientes restantes. Mezclar para combinar.
7. Extiende la quinoa en una bandeja de hornear y hornea durante 15 minutos.
8. Sáquelo del horno y sírvalo y disfrute.

Valor nutritivo por porción: Calorías: 91, carbohidratos: 11g, Grasa: 3g, Proteína: 4g

Receta de postres y bocadillos: Batido de café y cacao dulce

Tiempo de preparación 3 minutos/ Sirve 2

Ingredientes

- 2 cucharaditas de café
- ½ a Banana
- 300 ml de leche de almendra
- 1 cucharadita de mantequilla de anacardo
- 2 cucharaditas de polvo de cacao
- 1 cucharadita de jarabe de arce
- 1 cucharada de polvo de proteína vegana
- Chocolate o vainilla

Instrucciones:

1. Poner todo en una licuadora y hacer un bombardeo…
2. Viértelo en vasos y sírvelo.

Valor nutritivo por porción: Calorías 250, Grasas 8 g, Proteínas 14 g, Carbohidratos 29 g

DÍA 12

Receta de desayuno: Tostada de humus fácil

Tiempo de preparación 10 minutos/ Tiempo de cocción 0 minutos/ Sirve 1

Ingredientes

- 2 rebanadas de pan de trigo, germinadas
- 1/4 de taza de humus
- 1 cucharada de semillas de cáñamo
- 1 cucharada de semillas de girasol sin sal y tostadas

Instrucciones:

1. Empieza por tostar tu pan.
2. Cubre con el humus y las semillas y luego come.

Valor nutritivo por porción: Calorías: 316, carbohidratos: 13g, Grasa: 16g, Proteína: 19g

La receta del almuerzo: Tofu Cacciatore

Tiempo de preparación 45 minutos/ Tiempo de cocción 35 minutos/ Sirve 3

Ingredientes:

- Un paquete de 14 onzas de tofu extra firme, escurrido.
- 1 cucharada de aceite de oliva
- 1 taza de zanahorias en fósforo
- 1 cebolla dulce mediana, cortada en cubos
- 1 pimiento verde mediano, sin semillas, cortado en cubos
- Una lata de 28 onzas de tomates cortados en cubos
- 1 lata de 4 onzas de pasta de tomate
- ½ cucharadas de vinagre balsámico
- 1 cucharada de salsa de soja
- 1 cucharada de jarabe de arce
- 1 cucharada de ajo en polvo
- 1 cucharada de condimento italiano
- Sal y pimienta al gusto

Instrucciones:

1. Cortar el tofu en cubos de ¼- a ½-pulgadas.
2. Calienta el aceite de oliva en una sartén grande a fuego medio-alto.

3. Añade las cebollas, el ajo, los pimientos y las zanahorias; saltéalos hasta que las cebollas se vuelvan translúcidas, unos 10 minutos. Asegúrese de revolver con frecuencia para evitar quemaduras.

4. Ahora añade el vinagre balsámico, la salsa de soja, el jarabe de arce, el ajo en polvo y el condimento italiano.

5. Revuelva bien mientras vierte los tomates cortados en dados y la pasta de tomate; mezcle hasta que todos los ingredientes estén bien combinados.

6. Añade el tofu en cubos y remueve una vez más.

7. Cubre la olla, gira el fuego a medio-bajo y deja que la mezcla se cocine a fuego lento hasta que la salsa se haya espesado, durante unos 20-25 minutos.

8. Sirva el tofu cacciatore en tazones y cúbralo con sal y pimienta al gusto, o, ¡guárdelo para otra comida!

Valor nutritivo por porción: Calorías: 274, Carbohidratos: 33,7 g, Grasas: 9,5 g, Proteínas: 13,6 g.

Receta para la cena: Tofu picante a la parrilla con verduras de Szechuan

Tiempo de preparación 15 minutos/ Tiempo de cocción 3 minutos/ Sirve 4

Ingredientes:

- 1 libra de tofu firme, congelado y descongelado
- 3 cucharadas de salsa de soja
- 2 cucharadas de aceite de sésamo tostado
- 2 cucharadas de vinagre de sidra de manzana
- 1 diente de ajo, picado
- 1 cucharadita de jengibre recién rallado
- 1/4 de cucharadita de copos de pimienta roja
- 1 cucharada de aceite de sésamo tostado
- 1 libra de judías verdes frescas, cortadas
- 1 pimiento rojo, en rodajas
- 1 cebolla roja pequeña, en rodajas
- 1 cucharadita de salsa de soja
- 2 cucharadas de salsa Szechuan
- 1 cucharadita de almidón de maíz

Instrucciones:

1. Comienza cortando el tofu en rodajas de ½" y luego colócalo en una bandeja de hornear poco profunda.

2. Tomar como un pequeño tazón y añadir los ingredientes del marinado. Revuelva bien y luego vierta el tofu.
3. Métase en la nevera durante al menos 30 minutos (o durante la noche si puede).
4. Precaliente la parrilla a fuego medio y luego ase el tofu hasta que esté firme.
5. Llena una olla con agua y ponla a fuego medio.
6. Poner a hervir y luego agregar los frijoles.
7. Blanquear durante 2 minutos y luego escurrir y enjuagar.
8. Toma un pequeño tazón y añade el almidón de maíz y una cucharadita de agua fría.
9. Coloca una sartén a fuego medio, añade el aceite y luego las judías, los pimientos rojos y las cebollas. Revuelva bien.
10. Añade la salsa de soja y la salsa Szechuan y cocina un minuto más.
11. Añade la mezcla de almidón de maíz y revuelve de nuevo.
12. Sirve las verduras y el tofu juntos.
13. ¡Disfrute!

Valor nutritivo por porción: Calorías: 297, carbohidratos: 9g, Grasas: 20g, Proteínas: 24g

Receta de postres y bocadillos: Barra de avena y mantequilla de maní

Tiempo de preparación: 4 minutos/ Tiempo de cocción: 6 minutos/ Sirve: 8

Ingredientes

- 1½ fecha de las tazas, se ha eliminado el pozo
- ½ taza de mantequilla de maní
- ½ taza de avena enrollada a la antigua

Instrucciones:

1. Engrasar y forrar un molde de 8 x 8 pulgadas con pergamino y ponerlo a un lado.
2. Coge tu procesador de alimentos, añade los dátiles y mézclalos hasta que estén picados.
3. Añade la mantequilla de cacahuete y la avena y pulsa.
4. Ponga la cuchara en el molde y luego en la nevera o el congelador hasta que esté listo y sirva.

Valor nutritivo por porción: Calorías: 232, Carbohidratos netos: 35g, Grasas: 9g, Proteínas: 5g

DIA 13

Receta de desayuno: Sándwich de aguacate y salchicha

Tiempo de preparación: 5 minutos/ Tiempo de cocción: 10 minutos/ Sirve: 1

Ingredientes

- 1 hamburguesa de salchicha vegetariana
- 1 taza de col rizada, picada
- 2 cucharaditas de aceite de oliva extra virgen
- 1 cucharada de pepitas
- Sal y pimienta, a gusto

Para la mayonesa picante

- 1 cucharada de mayonesa vegetariana
- 1/8 de cucharadita de polvo de chipotle
- 1 cucharadita de jalapeño picado
- 1 panecillo inglés, tostado
- ¼ aguacate, en rodajas

Instrucciones:

1. Coloca una sartén a fuego alto y añade una gota de aceite.
2. Añade la hamburguesa vegetariana y cocina durante 2 minutos.
3. Dale la vuelta a la hamburguesa y añade la col rizada y las pepitas.

4. Sazona bien y luego cocina unos minutos más hasta que la hamburguesa esté cocida.

5. Busca un pequeño tazón y añade la mayonesa, el polvo de chipotle y el jalapeño. Revuelva bien para combinar.

6. Coloca el panecillo en una superficie plana, unta con el picante y luego lo cubre con la hamburguesa.

7. Añade el aguacate en rodajas y luego sirve y disfruta.

Valor nutritivo por porción: Calorías: 573, carbohidratos: 36g, Grasas: 35g, Proteínas: 21g

La receta del almuerzo: Verdes y sémola de maíz a la parrilla

Tiempo de preparación 60 minutos/ Tiempo de cocción 35 minutos/ Sirve 4

Ingredientes:

- Un paquete de 14 onzas de tempeh
- 3 tazas de caldo de verduras
- 3 tazas de hojas de col, picadas
- ½ taza de salsa BBQ
- 1 taza de sémola sin gluten
- ¼ taza de cebolla blanca, cortada en cubitos
- 2 cucharadas de aceite de oliva
- 2 dientes de ajo, picados
- 1 cdta. de sal

Instrucciones:

1. Precaliente el horno a 400°F.
2. Corta el tempeh en rodajas finas y mézclalo con la salsa barbacoa en una bandeja de hornear poco profunda. Déjelo a un lado y déjelo marinar hasta 3 horas.
3. Calentar una cucharada de aceite de oliva en una sartén a fuego medio, luego agregar el ajo y saltear hasta que esté fragante.

4. Añade las hojas de col y ½ cucharadita de sal en la sartén y cocina hasta que las coles estén marchitas y oscuras. Quítalo del fuego y déjalo a un lado.

5. Cubre la mezcla de tempeh y salsa BBQ con papel de aluminio. Coloca la bandeja de hornear en el horno y hornea los ingredientes durante 15 minutos. Destape y continúe horneando durante otros 10 minutos, hasta que el tempeh esté dorado y crujiente.

6. Mientras se cocina el tempeh, calienta la cucharada de aceite de oliva restante en la sartén previamente usada a fuego medio.

7. Cocina las cebollas hasta que estén doradas y fragantes, unos 10 minutos.

8. Vierte el caldo de verduras y ponlo a hervir; luego baja el fuego a bajo.

9. Lentamente bate la sémola de maíz en el caldo hirviendo. Añade la cucharadita de sal restante de ½ antes de cubrir la sartén con una tapa.

10. Deje que los ingredientes se cocinen a fuego lento durante unos 8 minutos, hasta que la sémola esté suave y cremosa.

11. Sirva el tempeh y la col sobre un tazón de sémola y disfrute, o guárdelo para más tarde.

Valor nutritivo por porción: Calorías: 394, Carbohidratos: 39,3 g, Grasas: 17,6 g, Proteínas: 19,7 g.

Receta para la cena: Hamburguesa de lentejas de quinoa

Tiempo de preparación 30 minutos/ Tiempo de cocción 15 minutos/ Sirve 4

Ingredientes

- 1 cucharada sopera más 2 cucharaditas de aceite de oliva
- 1/4 de taza de cebolla roja picada
- 1 taza de quinoa cocida
- 1 taza de lentejas marrones cocidas, escurridas
- 1 lata de 4 onzas de chiles verdes en dados
- 1/3 taza de copos de avena
- 1/4 de taza de harina para todo uso
- 2 cucharaditas de almidón de maíz
- 1/4 de taza de migas de pan panko de trigo integral
- 1/4 de cucharadita de ajo en polvo
- 1/2 cucharadita de comino
- 1 cucharadita de pimentón
- Sal y pimienta, a gusto
- 2 cucharadas de mostaza de Dijon
- 3 cucharaditas de miel

Instrucciones:

1. Coloca una sartén a fuego medio y añade 2 cucharaditas de aceite de oliva.
2. Añade la cebolla y cocínala durante cinco minutos hasta que esté blanda.
3. Coge un bol pequeño y añade la miel y la mostaza de Dijon.
4. Coge un bol grande y añade los ingredientes de la hamburguesa. Revuelva bien.
5. Formen 4 hamburguesas con sus manos.
6. Coloca una sartén grande a fuego medio y añade una cucharada de aceite.
7. Añade las hamburguesas y cocínalas durante 10 minutos de cada lado.
8. ¡Sirve con la mostaza de miel y disfruta!

Valor nutritivo por porción: Calorías: 268, carbohidratos: 33g, Grasas: 8g, Proteínas: 10g

Receta de postres y bocadillos: Queso crema de anacardo

Tiempo de preparación: 10 minutos/ Tiempo de cocción: 0 minutos/ Sirve: 6

Ingredientes:

- 1 taza de anacardos crudos, remojados durante la noche
- 2-3 cucharadas de agua
- ¼ taza de jugo de limón
- ½ cucharadita de vinagre de sidra de manzana
- 2 cucharadas de levadura nutricional
- Sal, a gusto

Instrucciones:

1. Lavar los anacardos remojados en un colador y luego transferirlos a una licuadora o procesador de alimentos y mezclarlos con 2 o 3 cucharadas de agua hasta que estén suaves.
2. Añade el resto de los ingredientes y mézclalos hasta que se combinen.
3. Si quiere una crema vegetal "queso", añada hierbas picadas, cebollinos, pimientos, zanahorias y cebollas a la mezcla.

Valor nutritivo por porción: Calorías 146, Grasa 10.8 g, Carbohidratos 9.2 g, Proteínas 5.1 g

DÍA 14

Receta de desayuno: Barras de granola masticables sin hornear

Tiempo de preparación 10 minutos/ Tiempo de cocción 10 minutos/ Sirve 8

Ingredientes

- 1/4 de taza de aceite, coco
- 1/4 taza de jarabe de arce
- 1/4 de cucharadita de sal
- 1 cucharadita de extracto de vainilla
- 1/2 cucharadita de cardamomo
- 1/4 de cucharadita de canela
- Una pizca de nuez moscada
- 1 taza de avena a la antigua
- 1/2 taza de almendras crudas, en rodajas
- 1/4 de taza de semillas de girasol
- 1/4 de taza de semillas de calabaza
- 1 cucharada de semillas de chía
- 1 taza de higos secos picados

Instrucciones:

1. Forre una bandeja de hornear de 6 x 8 pulgadas con papel pergamino y póngalo a un lado.

2. Coge una cacerola y añade la miel, el aceite, las especias y la sal.

3. Revuelva a fuego medio hasta que se derrita.

4. Baja el fuego, añade la avena y revuelve para cubrir.

5. Añade la fruta seca, las semillas, las nueces y revuelve de nuevo.

6. Cocina durante 10 minutos.

7. Retire del fuego y transfiera la mezcla de avena a la cacerola.

8. Presiona hasta que esté bien apretado.

9. Dejar enfriar completamente y luego cortar en 8 barras.

10. Sirva y disfrute.

Valor nutritivo por porción: Calorías: 308, carbohidratos: 35g, Grasas: 14g, Proteínas: 6g

La receta del almuerzo: Burritos Portobello

Tiempo de preparación 50 minutos/ Tiempo de cocción 40 minutos/ Sirve 4

Ingredientes:

- 3 setas portobello grandes
- 2 papas medianas
- 4 envoltorios de tortilla
- 1 aguacate mediano, deshuesado, pelado, cortado en cubos.
- ¾ taza de salsa
- 1 cda. de cilantro
- ½ cucharadita de sal
- 1/3 de taza de agua
- 1 cucharada de jugo de lima
- 1 cucharada de ajo picado
- ¼ taza de salsa teriyaki

Instrucciones:

1. Precaliente el horno a 400°F.
2. Engrasa ligeramente una sartén con aceite de oliva (o alternativamente, forra con papel de pergamino) y déjala a un lado.
3. Combina el agua, el jugo de limón, el teriyaki y el ajo en un pequeño tazón.

4. Corta los hongos portobello en rodajas finas y añádelos al tazón. Deje que los hongos se marinen completamente, por hasta tres horas.

5. Corta las patatas en grandes fósforos, como las patatas fritas. Espolvorea las papas fritas con sal y luego transfiérelas a la bandeja. Ponga las patatas en el horno y hornéelas hasta que estén crujientes y doradas, unos 30 minutos. Dale la vuelta una vez a la mitad para que se cocine de forma uniforme.

6. Calienta una sartén grande a fuego medio. Añade las rodajas de champiñones marinados con el resto del adobo a la sartén. Cocina hasta que el líquido se haya absorbido, unos 10 minutos. Quítalo del calor.

7. Llena las tortillas con una cucharada colmada de setas y un puñado de palitos de patata. Cubrir con salsa, aguacates en rodajas y cilantro antes de servir.

8. Sirva inmediatamente y disfrute, o, guarde las tortillas, el aguacate y los hongos por separado para más tarde!

Valor nutritivo por porción: Calorías: 239, Carbohidratos: 34 g, Grasas: 9,2 g, Proteínas: 5,1 g.

Receta para la cena: Macarrones vegetarianos con queso

Tiempo de preparación 40 minutos/ Tiempo de cocción 14 minutos/ Sirve 4

Ingredientes

- Codos de macarrones integrales de 8 onzas, cocidos
- 1 1/2 a 2 tazas de brócoli, ligeramente cocido
- 1 1/2 cucharadas de aceite de oliva extra virgen
- 1 cebolla amarilla pequeña, picada
- 1 papa mediana, pelada y rallada
- 3 dientes de ajo, prensados o picados
- ½ cucharadita de polvo de ajo
- ½ cucharadita de polvo de cebolla
- 1/2 cucharadita de polvo de mostaza seca
- ½ cucharadita de sal marina fina
- Pellizcar las escamas de pimienta roja
- 2/3 taza de anacardos crudos
- 1 taza de agua, o según sea necesario
- 1/4 de taza de levadura nutricional
- 2 cucharaditas de vinagre de sidra de manzana

Instrucciones:

1. Coloca la pasta cocida y el brócoli en un bol grande.

2. Ponga una cacerola grande a fuego medio y añada el aceite.
3. Añade la cebolla y cocínala durante 5 minutos hasta que esté blanda.
4. Añade una pizca de sal, la patata, el ajo, el ajo en polvo, la cebolla, la cebolla en polvo, la mostaza en polvo y las escamas de pimiento rojo. Remueve bien y deja que se cocine un minuto más.
5. Añade los anacardos y el agua y revuelve. Cocinar a fuego lento durante 5-8 minutos hasta que las patatas se hayan cocinado.
6. Viértelo en una licuadora, añade la levadura nutritiva y el vinagre y bátelo hasta que esté suave.
7. Añade el agua lentamente hasta que la salsa alcance la consistencia deseada.
8. Vierta sobre la pasta y el brócoli, revuelva bien y disfrute.

Valor nutritivo por porción: Calorías: 506, carbohidratos: 58g, Grasas: 21g, Proteínas: 18g

Receta de postres y bocadillos: Parfait de caramelo y manzana

Tiempo de preparación 15 minutos/ Tiempo de cocción 0 minutos/ Sirve 4

Ingredientes

- 2 tazas de leche de almendra
- 1/4 de taza de semillas de chía
- 1 cucharadita de canela molida
- 1/4 de taza de aceite de coco, derretido
- 1/4 de taza de jarabe de arce puro
- 2 cucharadas de mantequilla de almendra
- 1/2 taza de manzanas, peladas y cortadas en cubos
- 1/2 taza de granola

Instrucciones:

1. Busca un pequeño bol y añade la leche de almendras, las semillas de chía y la canela.
2. Revuelva bien, luego cúbralo y póngalo en la nevera durante una hora.
3. Toma otro tazón pequeño y añade el aceite de coco, el jarabe de arce y la mantequilla de almendra.
4. Bátalo hasta que esté suave.
5. Coge cuatro tazones y añade la mezcla de coco a cada uno.

6. Cubrir con una capa de granola, manzanas picadas y luego una llovizna de caramelo.

Valor nutritivo por porción: Calorías: 259, carbohidratos: 15g, Grasas: 18g, Proteínas: 5g

DÍA 15

Receta de desayuno: Cazuela de desayuno con salchichas y pimienta

Tiempo de preparación 57 minutos/ Tiempo de cocción 50 minutos/ Sirve 8

Ingredientes
- 10 tazas de pan blanco, en cubos
- 11 cucharadas
- 2 3/4 tazas de agua helada
- 1 1/4 de taza de crema no endulzada a base de plantas
- 2 cucharadas de aceite de oliva extra virgen
- 3 salchichas calientes vegetarianas italianas, en rodajas
- 1 pimiento, sin semillas y picado
- 1 cebolla mediana, picada
- 2 dientes de ajo, picados
- 5 tazas de hojas de espinaca
- 1 taza de parmesano vegetariano, rallado
- 1 cucharadita de sal marina molida, o al gusto
- ½ cucharadita de nuez moscada molida
- ½ cucharadita de pimienta negra molida
- 1 cucharada de perejil fresco, picado
- 1 cucharadita de romero fresco, picado

- 1 cucharadita de tomillo fresco, picado
- 1 cucharadita de orégano fresco, picado
- 1 cucharada de mantequilla vegetariana

Instrucciones:

1. Precalienta el horno a 375°F y engrasa una bandeja de hornear de 13 x 8 pulgadas.
2. Coge un bol mediano y añade el huevo vegetariano, agua, leche y nuez moscada. Bátalo bien hasta que se combinen.
3. Ponga una sartén a fuego medio y ponga el aceite también.
4. A la sartén, agregue la salchicha y cocine de 8 a 10 minutos hasta que se dore. Hazte a un lado después de sacarlo de la sartén.
5. Añade las cebollas y cocínalas durante 3 minutos.
6. Ponga los pimientos y cocínelos durante 5 minutos.
7. Añade la sal, la pimienta y el ajo, y cocina durante 2 minutos, luego retira de la sartén y deja a un lado.
8. Añade las espinacas a la sartén y cocínalas hasta que se marchiten.
9. Quita las espinacas de la sartén y luego córtalas. Exprime el agua.
10. Coge la bandeja de hornear engrasada y añade la mitad del pan cortado en cubitos al fondo.
11. Añade la mitad de las espinacas a la parte superior, seguida de la mitad de las espinacas y la mitad de la mezcla de cebolla y pimiento.
12. Espolvorea con la mitad del parmesano y luego repite.

13. Bata la mezcla de huevos de nuevo y viértala sobre la cacerola.
14. Métalo en el horno y hornea durante 30 minutos hasta que se dore.

Valor nutritivo por porción: Calorías: 416, carbohidratos: 48g, Grasas: 12g, Proteínas: 24g

La receta del almuerzo: Estofado de berenjena marroquí

Tiempo de preparación 45 minutos/ Tiempo de cocción 32 minutos/ Sirve 4

Ingredientes:

- 1 taza de lentejas verdes secas
- 1 taza de garbanzos secos
- 1 cdta. de aceite de oliva
- 1 cebolla dulce grande, picada
- 1 pimiento verde mediano, sin semillas, cortado en cubos
- 1 berenjena grande
- 1 taza de caldo de verduras
- ¾ taza de salsa de tomate
- ½ taza de pasas doradas
- 2 cucharadas de cúrcuma
- 1 diente de ajo, picado
- 1 cucharadita de comino
- ½ tsp. allspice
- ¼ cucharadita de chile en polvo
- Sal y pimienta al gusto

Instrucciones:

1. Calentar el aceite de oliva en una sartén mediana a fuego medio-alto.
2. Añade las cebollas y cocínalas hasta que empiecen a caramelizarse y ablandarse, en 5-8 minutos.
3. Cortar la berenjena en cubos de berenjena de ½ pulgadas y añadirla a la sartén junto con el pimiento, el comino, la pimienta de Jamaica, el ajo y la cúrcuma.
4. Revuelva los ingredientes para combinar todo uniformemente y caliéntelo durante unos 4 minutos; luego agregue el caldo de verduras y la salsa de tomate.
5. Cubrir la sartén, bajar el fuego a bajo y cocinar los ingredientes a fuego lento hasta que la berenjena se sienta tierna, o durante unos 20 minutos. Deberías ser capaz de insertar fácilmente un tenedor en los cubos.
6. Destape y mezcle los garbanzos cocidos y las lentejas verdes, así como las pasas y el chile en polvo. Cocina los ingredientes a fuego lento hasta que todos los sabores se hayan unido, o durante unos 3 minutos.
7. Guarda el guiso para más tarde, o, sirve en un tazón, ponle sal y pimienta al gusto, y disfruta!

Valor nutritivo por porción: Calorías: 417, Carbohidratos: 80,5 g, Grasas: 2,7 g, Proteínas: 17,7 g.

Receta para la cena: Fideos Soba con zanahoria y guisantes de azúcar

Tiempo de preparación 30 minutos/ Tiempo de cocción 5 minutos/ Sirve 6

Ingredientes

- 6 oz. de fideos soba
- 2 tazas de edamame congelado, picado en trozos.
- 10 oz. de guisantes de azúcar o guisantes de nieve
- 6 zanahorias medianas, peladas y cortadas a lo largo
- 1/2 taza de cilantro fresco picado
- 1/4 de taza de semillas de sésamo
- 1/4 de taza de salsa de soja
- 2 cucharadas de aceite de cacahuete de calidad
- 1 lima pequeña, en su jugo...
- 1 cucharada de aceite de sésamo tostado
- 1 cucharada de miel o néctar de agave
- 1 cucharada de miso blanco
- 2 cucharaditas de jengibre recién rallado
- 1 cucharadita de salsa de chile y ajo o sriracha

Instrucciones:

1. Toma un tazón mediano y agrega los ingredientes de la salsa. Revuelvan bien juntos.

2. Ponga dos ollas de agua a hervir.

3. Ponga una pequeña sartén a fuego medio y añada las semillas de sésamo. Tostar durante 5 minutos y luego retirar del fuego.

4. Coloca los fideos en una de las ollas de agua hirviendo y el edamame en la otra.

5. Cocinar a través y luego escurrir.

6. Poner los fideos, el edamame, los guisantes y las zanahorias en un gran tazón.

7. Cúbrelo con el vendaje y tíralo.

8. Añade el cilantro y las semillas de sésamo.

9. Sirva y disfrute.

Valor nutritivo por porción: Calorías: 362, carbohidratos: 49g, Grasas: 13g, Proteínas: 17g

Receta de postres y bocadillos: Barras de masa de galletas cubiertas de chocolate sin hornear

Tiempo de preparación 10 minutos/ Tiempo de cocción 10 minutos/ Sirve 10

Ingredientes

- 1 taza de harina de almendra
- 2 cucharadas de harina de coco
- 1/4 de cucharadita de sal
- 1/3 taza de jarabe de arce puro
- 1/3 taza de mantequilla de almendra
- 1/2 cucharadita de extracto de vainilla
- 3/4 de taza de chispas de chocolate vegetariano
- Para la cobertura de chocolate...
- 1 taza de chispas de chocolate vegetariano
- 2 cucharadas de mantequilla de almendra

Instrucciones:

1. Forre una bandeja de hornear de 9 x 9" con papel de pergamino y póngalo a un lado.
2. Coge un bol grande y añade todos los ingredientes excepto los trozos de chocolate.
3. Revuelva bien y luego agregue las chispas de chocolate.
4. Pásalo a tu molde y luego presiona hacia abajo.

5. Métase en la nevera y déjelo hasta que esté firme.
6. Mientras tanto, encuentra una pequeña sartén y añade las chispas de chocolate y la mantequilla de almendra.
7. Se funden juntos, revolviéndose a menudo durante 10 minutos
8. Vierta la masa de galletas y déjela reposar.
9. Sirva y disfrute.

Valor nutritivo por porción: Calorías: 316, carbohidratos: 27g, grasa: 21g,

Proteína: 6g

DÍA 16

Receta de desayuno: Avena de cardamomo y arándanos

Tiempo de preparación 10 minutos/ Tiempo de cocción 3 minutos/ Sirve 1

Ingredientes

- 3/4 de taza de avena rápida
- 1 1/4 de taza de agua
- 1/2 taza de leche de almendra sin azúcar, dividida
- 1 - 2 cucharadas de jarabe de arce puro
- 1/4 de cucharadita de canela.
- 1/8 de cucharadita de cardamomo
- Un puñado de nueces
- Un puñado de pasas de Corinto secas

Instrucciones:

1. Poner el agua en una pequeña cacerola y llevarla a ebullición.
2. Añade la avena, revuelve, reduce el fuego a medio y cocina durante 3 minutos.
3. Añade la mitad de la leche, revuelve de nuevo y cocina durante unos segundos más.
4. Quítalo del fuego y déjalo reposar durante 3 minutos.
5. Pásalo a un tazón y a con los ingredientes restantes.

6. Llovizna con la leche y luego sirve y disfruta.

Valor nutritivo por porción: Calorías: 347, carbohidratos: 38g, Grasas: 20g, Proteínas: 6g

La receta del almuerzo: La locura de los hongos Stroganoff

Tiempo de preparación 30 minutos/ Tiempo de cocción 25 minutos/ Sirve 4

Ingredientes:

- 2 tazas de fideos sin gluten
- 1 cebolla pequeña, picada
- 2 tazas de caldo de verduras
- 2 cucharadas de harina de almendras
- 1 cucharada de tamari
- 1 cucharadita de pasta de tomate
- 1 cucharadita de jugo de limón
- 3 tazas de champiñones, picados
- 1 cucharadita de tomillo
- 3 tazas de espinacas crudas
- 1 cucharada de vinagre de sidra de manzana
- 1 cucharada de aceite de oliva
- Sal y pimienta al gusto
- 2 cucharadas de perejil fresco

Instrucciones:

1. Prepara los fideos según las instrucciones del paquete.
2. Calienta el aceite de oliva en una sartén grande a fuego medio.

3. Añade la cebolla picada y saltéala hasta que esté blanda durante unos 5 minutos.

4. Añade la harina, el caldo de verduras, el tamari, la pasta de tomate y el zumo de limón y cocina durante 3 minutos.

5. Mezclar los hongos, el tomillo y la sal a gusto, y luego cubrir la sartén.

6. Cocina hasta que los hongos estén tiernos, por unos 7 minutos, y baja el fuego a bajo.

7. Añade los fideos cocidos, las espinacas y el vinagre a la sartén y cubre los ingredientes con sal y pimienta a gusto.

8. Cubre la sartén de nuevo y deja que los sabores se combinen durante otros 8-10 minutos.

9. Sirva inmediatamente, cubierto con el perejil opcional si lo desea, o, guarde y disfrute del stroganoff otro día de la semana!

Valor nutritivo por porción: Calorías: 200, Carbohidratos: 27,8 g, Grasas: 6,5 g, Proteínas: 7,6 g.

Receta para la cena: Hamburguesas de patatas dulces y frijoles negros.

Tiempo de preparación 1 hora y 20 minutos/ Tiempo de cocción 45 minutos/ Sirve 8

Ingredientes

- 1 1/2 libras de batatas, cortadas a lo largo.
- 1 taza de quinoa cocida
- 1 taza de avena a la antigua
- 1 lata de 15 onzas de frijoles negros, enjuagados y escurridos
- 1/2 cebolla roja pequeña, cortada en cubitos
- 1/2 taza de hojas de cilantro fresco, picadas
- 2 cucharaditas de polvo de comino
- 1 cucharadita de chile en polvo
- 1 cucharadita de polvo de chipotle
- 1/2 cucharadita de polvo de cayena
- 1/2 cucharadita de sal
- 1 cucharada de aceite de oliva
- Aceite de oliva, para cocinar hamburguesas
- 8 panes de hamburguesa integrales

Toppings

aguacate, tomate, Pico de Gallo, lechuga, brotes, ketchup, mostaza, pepinillos, queso, etc.

Instrucciones:

1. Precaliente el horno a 400°F y engrase una bandeja de hornear.
2. Ponga las batatas encima y cocínelas durante 30-40 minutos hasta que se ablanden.
3. Deje que se enfríe y luego quite la piel y corte las entrañas.
4. Toma un procesador de alimentos y muele la avena.
5. Coge un bol grande y añade las batatas, la quinoa, las judías negras, la cebolla, el cilantro, el comino, el chile, el chipotle, la cayena y la sal.
6. Mézclalo bien y luego agrega la avena. Revuelva a través.
7. Formar hamburguesas con las manos.
8. Ponga el aceite de oliva en una sartén y colóquelo a fuego medio.
9. Cocina las hamburguesas durante unos 5 minutos por cada lado hasta que se doren.
10. Tostar los bollos y luego agregar las hamburguesas.
11. Sirva y disfrute.

Valor nutritivo por porción: Calorías: 180, carbohidratos: 27g, grasa: 2g,

Proteína: 8g

Receta de postres y bocadillos: Batido de vainilla y almendra (alto contenido en proteínas)

Tiempo de preparación 3 minutos/ Sirve 1

Ingredientes

- 2 cucharadas de polvo de proteína de vainilla vegetariana
- 30g de almendras
- 250 ml de agua

Instrucciones:

1. Poner todo en una licuadora y hacer un bombardeo...
2. Viértelo en vasos y sírvelo.

Valor nutritivo por porción: Calorías 350, Carbohidratos 8 g, Grasas 8 g, Proteínas 45 g

DÍA 17

Receta de desayuno: Increíble granola de almendra y plátano

Tiempo de preparación: 5 minutos/ Tiempo de cocción: 70 minutos/ Sirve: 8

Ingredientes:

- 2 plátanos maduros pelados y picados.
- 4 tazas de copos de avena enrollada
- 1 cucharadita de sal
- 2 tazas de dátiles recién cortados y deshuesados
- 1 taza de almendras tostadas y cortadas en rodajas
- 1 cucharadita de extracto de almendra

Instrucciones:

1. Calienta el horno a 275°F.
2. Con papel de pergamino, alinea dos hojas de hornear de 13 x 18 pulgadas.
3. En una cacerola normal, añada agua, una taza y los dátiles, y deje hervir. A fuego medio, cocínalos durante unos 10 minutos. Los dátiles serán suaves y pulposos. Sigue añadiendo agua a la cacerola para que los dátiles no se peguen a la olla.
4. Después de sacar los dátiles de la temperatura alta, déjelos enfriar antes de mezclarlos con sal, plátanos, extracto de almendras.

5. Tendrás un puré cremoso y suave.
6. A la avena, agregue esta mezcla, y dele una mezcla completa.
7. Dividir la mezcla en mitades iguales y repartirla sobre las planchas de hornear.
8. Hornee durante unos 30-40 minutos, y revuelva cada 10 minutos más o menos.
9. Sabrás que la granola está lista cuando se vuelve crujiente.
10. Después de quitar las hojas de la cocina, déjelas enfriar. Luego, agregue las almendras.
11. Puedes guardar tu granola en un recipiente y disfrutarla cuando tengas hambre.

Valor nutritivo por porción: Calorías: 248,9, carbohidratos: 35,9 g, grasas: 9,4 g, proteínas: 8.

La receta del almuerzo: Ratatouille refinado

Tiempo de preparación 90 minutos/ Tiempo de cocción 1 hora/ Sirve 2

Ingredientes:
- Un bloque de 14 onzas de tofu extra firme, drenado
- 2 grandes tomates reliquia
- 1 berenjena grande
- 1 calabacín grande
- 1 calabaza amarilla grande
- Una gran cebolla amarilla dulce, cortada en cubos
- 1 taza de col rizada
- 1 taza de salsa de tomate
- 2 cucharadas de aceite de oliva
- 1 cucharada de ajo picado
- ¼ cucharadita de chile en polvo
- ¼ cucharadita de vinagre de sidra de manzana
- 1/8 cucharadita de semillas de hinojo
- Sal y pimienta al gusto
- 5-6 hojas grandes de albahaca, finamente picadas

Instrucciones:
1. Precaliente el horno a 350°F.
2. Engrasa ligeramente un plato cuadrado de 8x8" con una cucharada de aceite de oliva y déjalo a un lado.

3. Combina la salsa de tomate, el vinagre, la cucharada de aceite de oliva restante, el ajo, las semillas de hinojo y el chile en polvo en un gran tazón para mezclar.
4. Añade sal y pimienta a gusto y revuelve hasta que todos los ingredientes estén cubiertos uniformemente.
5. Vierte la mezcla en la bandeja de hornear y usa una cuchara para esparcir los ingredientes uniformemente al final del plato.
6. Coloca la col rizada en una capa uniforme sobre la mezcla.
7. Cortar verticalmente los tomates, berenjenas, calabacines, calabazas y cebollas en discos gruesos y redondos; deben parecer platos o platillos en miniatura.
8. Cortar el tofu en rodajas finas, cada una de ellas de tamaño similar a los discos de verduras para una cocción uniforme.
9. Coloca los discos de verduras y las rebanadas de tofu en la parte superior de la col rizada en la bandeja de hornear con un patrón alternado. Por ejemplo: tomate, berenjena, tofu, calabacín, calabaza, cebolla, repite.
10. Llena cada centímetro de la sartén con todas las rebanadas y apílalas contra el borde.
11. Coloca la bandeja de hornear en el horno y hornea hasta que la salsa de tomate se haya espesado y las rebanadas de verduras se hayan ablandado, entre 50 minutos y una hora.
12. Ponga el pisto en un bol y adórnelo con la albahaca picada.

Valor nutritivo por porción: Calorías: 558, Carbohidratos: 61,2 g, Grasas: 24,3 g, Proteínas: 23,7 g.

Receta para la cena: Paella de verduras española

Tiempo de preparación 1 hora y 15 minutos/ Tiempo de cocción 1 hora/ Sirve 6

Ingredientes

- 3 cucharadas divididas de aceite de oliva extra virgen
- 1 cebolla amarilla fina picada mediana
- 1 1/2 cucharaditas de sal marina fina, divididas
- 6 dientes de ajo, prensados o picados
- 2 cucharaditas de pimentón ahumado
- 1 lata de 15 onzas de tomates en dados, escurridos
- 2 tazas de arroz integral de grano corto
- 1 lata de 15 onzas de garbanzos, enjuagada y escurrida
- 3 tazas de caldo de verduras
- 1/3 taza de vino blanco seco o caldo de verduras
- 1/2 cucharadita de hilos de azafrán, desmenuzados
- 1 lata de 14 onzas de alcachofas cortadas en cuartos
- 2 pimientos rojos, cortados en tiras largas de 1/2" de ancho.
- 1/2 taza de aceitunas Kalamata, sin hueso y cortadas por la mitad
- Pimienta negra recién molida
- 1/4 de taza de perejil fresco picado
- 2 cucharadas de jugo de limón

- 1/2 taza de guisantes congelados

Instrucciones:
1. Precaliente el horno a 350°F.
2. Ponga 2 cucharadas de aceite en una sartén y póngalo a fuego medio.
3. Añade la cebolla y cocínala durante cinco minutos hasta que esté blanda.
4. Añade una pizca de sal, el ajo y el pimentón. Cocina durante 30 segundos.
5. Añade los tomates, revuelve y cocina durante 2 minutos.
6. Añade el arroz, remueve y cocina de nuevo por un minuto.
7. Añade los garbanzos, el caldo, el vino o el caldo, el azafrán y la sal.
8. Aumenta el calor a alto y ponlo a hervir.
9. Cúbrelo y ponlo en el horno durante 50 minutos hasta que el arroz se haya absorbido.
10. Forrar una hoja de hornear con papel de pergamino.
11. Coge un bol grande y añade la alcachofa, los pimientos, las aceitunas, 1 cucharada de aceite de oliva, ½ cucharadita de sal y pimienta negra, al gusto. Mezclar para combinar y luego extender sobre la bandeja de hornear preparada.
12. Métase en el horno y cocine durante 40 minutos.
13. Sáquelo del horno y déjelo cocinarse un poco.

14. Añade el perejil, el jugo de limón y los condimentos que sean necesarios. Lanza.
15. Ponga el arroz en una estufa, suba el fuego y hornee el arroz durante cinco minutos.
16. Adorne y sirva con las verduras.

Valor nutritivo por porción: Calorías: 437, carbohidratos: 60g, Grasas: 16g, Proteínas: 10g

Receta de postres y bocadillos: Batido de melón frío

Tiempo de preparación: 10 minutos/ 2 porciones

Ingredientes:

- 1½ tazas de melón, en cubitos
- 2 cucharadas de jugo de naranja concentrado congelado
- ¼ copa de vino blanco
- 2 cubos de hielo
- 1 cucharada de jugo de limón
- Hojas de menta, para adornar

Instrucciones:

1. Mezclar todos los ingredientes para crear una mezcla suave.
2. Cubrir con hojas de menta y servir.

Valor nutritivo por porción: Calorías 100, Carbohidratos 19g, Grasas 0 g

Proteína 1 g

DIA 18

Receta de desayuno: Polenta perfecta con una dosis de arándanos y peras

Tiempo de preparación: 5 minutos/ Tiempo de cocción: 10 minutos/ Sirve: 4

Ingredientes:

- 2 peras recién sacadas del corazón, peladas y cortadas en cubos.
- 1 lote de polenta básica caliente
- ¼ taza de jarabe de arroz integral
- 1 cucharadita de canela molida
- 1 taza de arándanos secos o frescos

Instrucciones:

1. Calentar la polenta en una cacerola de tamaño mediano. Luego, agregar los arándanos, las peras y la canela en polvo.
2. Cocinar todo, revolviendo de vez en cuando. Sabrás que el plato está listo cuando las peras estén blandas.
3. El plato entero estará listo en 10 minutos.
4. Dividir la polenta en partes iguales entre 4 tazones. Añade un poco de compota de pera como último toque.
5. Ahora puedes cavar en este tazón de desayuno libre de problemas y lleno de bondad.

Valor nutritivo por porción: Calorías: 185, Carbohidratos 6,1 g, Grasas 4,6 g, Proteínas 5 g

La receta del almuerzo: Berenjena india rellena

Tiempo de preparación 90 minutos/ Tiempo de cocción 1 hora 10 minutos/ Sirve 5

Ingredientes:

- ½ taza de frijoles negros secos
- 6 berenjenas medianas, peladas
- 3 tomates romanos grandes, cortados en dados
- 1 cebolla morada grande, picada
- 1 pimiento amarillo grande, picado
- 2 tazas de espinacas crudas
- 2 cucharadas de aceite de oliva
- 2 dientes de ajo, picados
- 1 cucharada de pasta de tomate
- 1 cucharadita de azúcar de coco
- 1 cucharadita de comino
- 1 cucharadita de cúrcuma
- Sal y pimienta al gusto
- 2 cucharadas de tomillo, picado

Instrucciones:

1. Precaliente el horno a 400°F.
2. Forre una gran hoja o bandeja para hornear con papel de pergamino y déjala a un lado.

3. Cortar las berenjenas peladas por la parte superior de un lado a otro, teniendo cuidado de no cortarlas por completo.
4. Espolvorea el interior de las berenjenas cortadas con sal y envuélvelas en una toalla de papel para drenar el exceso de agua. Esto podría tomar hasta 30 minutos.
5. Coloca las berenjenas en la bandeja de hornear y hornea en el horno durante 15 minutos. Quita la bandeja del horno y déjala a un lado.
6. Calentar una cucharada de aceite de oliva en una sartén grande a fuego medio-alto. Añade las cebollas picadas y saltéalas hasta que estén suaves, unos 5 minutos.
7. Revuelva con frecuencia, añadiendo los pimientos y el ajo. Cocina los ingredientes hasta que las cebollas estén translúcidas y los pimientos estén tiernos, durante unos 15 minutos.
8. Sazona las espinacas con azúcar, comino, cúrcuma, sal y pimienta.
9. Revuelva todo bien para cubrir los ingredientes de manera uniforme; luego mezcle los tomates, las judías negras, las espinacas y la pasta de tomate.
10. Calentar todo durante unos 5 minutos, y luego retirar la sartén del fuego y dejarla a un lado.
11. Rellena las berenjenas con cucharadas colmadas de la mezcla de verduras. Espolvorea más sal y pimienta a gusto en la parte superior.

12. Rocíe la cucharada de aceite de oliva restante sobre las berenjenas, devuélvalas al horno y hornéelas hasta que se marchiten y se aplanen durante 20 o 30 minutos.
13. Sirva las berenjenas, y si lo desea, adorne con el tomillo fresco opcional.
14. ¡Disfruta de inmediato, o, tienda para disfrutar más tarde!

Valor nutritivo por porción: Calorías: 145, Carbohidratos: 18,3 g, Grasas: 6 g, Proteínas: 4,4 g.

Receta para la cena: Camotes asados y arroz con salsa picante de cacahuetes tailandesa

Tiempo de preparación 50 minutos / Tiempo de cocción 1 hora 25 minutos / 4 porciones

Ingredientes

- 1/2 taza de mantequilla de cacahuete cremosa
- 1/4 de taza de tamari reducido en sodio o salsa de soja
- 3 cucharadas de vinagre de sidra de manzana
- 2 cucharadas de miel o jarabe de arce
- 1 cucharadita de jengibre fresco rallado
- 2 dientes de ajo, prensados
- 1/4 de cucharadita de copos de pimienta roja
- 2 cucharadas de agua
- Para las verduras asadas...
- 2 boniatos, pelados y cortados en trozos de ½".
- 1 pimiento rojo, en rodajas
- 2 cucharadas de aceite de oliva
- 1/4 de cucharadita de polvo de comino
- Sal marina, a gusto

Para el arroz y las guarniciones...

- 1 1/4 taza de arroz integral de jazmín
- 2 a 3 cebollas verdes/cebollas

- Un puñado de cilantro, desgarrado
- Un puñado de cacahuetes, aplastados
- Salsa de chile

Instrucciones:
1. Ponga una gran olla de agua a fuego medio y lleve a ebullición
2. Precaliente el horno a 425°F.
3. Busca un bol grande y añade la batata con una cucharada de aceite, el comino y la sal. Revuelva bien.
4. Pásalo a una bandeja de hornear y luego métele en el horno durante 35 minutos.
5. Busca un tazón más pequeño y añade el pimiento y el resto del aceite de coco y la sal.
6. Colóquelo en una bandeja de hornear más pequeña y póngalo en el horno durante 20 minutos.
7. Mientras tanto, añade el arroz al agua hirviendo, cúbrelo con la tapa y cocina durante 30 minutos hasta que esté tierno.
8. Escurra el arroz y vuelva a la olla y cúbralo con la tapa. Deje que se siente durante 10 minutos.
9. Quitar la tapa y esponjar con un tenedor.
10. Toma un pequeño tazón y añade los ingredientes de la salsa. Bátelo bien.
11. Agarren sus tazones y agreguen el arroz y las verduras asadas.

12. Rocíen la salsa y cubran con la cebolla, el cilantro y los cacahuetes.

Valor nutritivo por porción: Calorías: 566, carbohidratos: 65g, Grasas: 24g, Proteínas: 17g

Receta de postres y bocadillos: Muffins de chocolate sin aceite

Tiempo de preparación 40 minutos/ Tiempo de cocción 1 hora/ Sirve 12

Ingredientes

- 1 lata de 15 onzas de frijoles negros
- 3/4 de taza de cacao en polvo
- 1/2 taza de azúcar colmada
- 1 plátano pequeño
- 1/4 de taza de compota de manzana sin azúcar
- 6 cucharadas de agua
- 2 cucharadas colmadas de semillas de lino molidas
- 1 1/2 cucharadita de polvo de hornear
- 1 cucharadita de polvo de arrurruz
- 1 cucharadita de extracto de vainilla
- 1/4 de cucharadita de sal

Instrucciones:

1. Precaliente el horno a 350°F y engrase un molde de panecillos de 12 porciones.
2. Coge tu licuadora y añade todos los ingredientes. Silba hasta que esté suave.
3. Viértelo en el molde de las magdalenas y hornéalo durante 30 minutos hasta que esté listo.

4. Deje que se cocine durante 30 minutos.

Valor nutritivo por porción: Calorías: 105, carbohidratos: 15g, Grasa: 1g, Proteína: 5g

DIA 19

Receta de desayuno: Tocino Tempeh ahumado a la perfección

Tiempo de preparación: 5 minutos/ Tiempo de cocción: 10 minutos/ Sirve: 4

Ingredientes:

- 3 cucharadas de jarabe de arce
- Paquetes de 8 onzas de tempeh
- ¼ taza de salsa de soja o tamari
- 2 cucharaditas de humo líquido

Instrucciones:

1. En una cesta de vapor, vaporiza el bloque de tempeh.
2. Mezcla el tamari, el jarabe de arce y el humo líquido en un tazón mediano.
3. Una vez que el tempeh se enfríe, córtelo en tiras y añádalo al adobo preparado. Recuerda: cuanto más tiempo marine el tempeh, mejor será el sabor. Si es posible, refrigerar durante la noche. Si no, marínelo durante al menos media hora.
4. En una sartén, cocine el tempeh a fuego medio-alto con un poco de la marinada.
5. Una vez que las tiras estén crujientes por un lado, déles la vuelta para que ambos lados se cocinen uniformemente.

6. Puedes añadir más adobo para cocinar el tempeh, pero deben estar bien caramelizados. Tomará unos 5 minutos para que cada lado se cocine.

7. Disfruta del crujiente tempeh caramelizado con tu salsa favorita.

Valor nutritivo por porción: Calorías: 130, Carbohidratos: 17, Grasa: 1g, Proteína: 12g.

La receta del almuerzo: Sushi de batata

Tiempo de preparación: 90 minutos/ Tiempo de cocción: 35 minutos/ Sirve: 3

Ingredientes:

- Un paquete de 14 onzas de tofu de seda, escurrido.
- 3-4 hojas de nori
- 1 batata grande, pelada
- 1 aguacate mediano, deshuesado, pelado, cortado en rebanadas
- 1 taza de agua
- ¾ taza de arroz sushi seco
- 1 cucharada de vinagre de arroz
- 1 cucharada de néctar de agave
- 1 cucharada de aminoácidos

Instrucciones:

1. Precaliente el horno a 400°F / 200°C.
2. Revuelva los aminoácidos (o tamari) y el néctar de agave juntos en un pequeño tazón hasta que esté bien combinado, y luego déjelo a un lado.
3. Corta la batata en grandes palos, de alrededor de ½ pulgadas de grosor. Colóquelas en una bandeja de hornear forrada con pergamino y cúbralas con la mezcla de tamari y ave.

4. Hornee los boniatos en el horno hasta que se ablanden durante unos 25 minutos y asegúrese de voltearlos a la mitad para que los lados se cocinen uniformemente.

5. Mientras tanto, hierve el arroz para sushi, el agua y el vinagre en una olla mediana a fuego medio y cocina hasta que el líquido se haya evaporado, durante unos 10 minutos.

6. Mientras cocinan el arroz, corten el bloque de tofu en palitos largos. Los palos deben parecer papas fritas largas y delgadas. Aparta.

7. Retira la olla del fuego y deja que el arroz se asiente durante 10-15 minutos.

8. Cubre tu área de trabajo con un pedazo de papel de pergamino, limpia tus manos, moja tus dedos y coloca una hoja de nori en el papel de pergamino.

9. Cubre la hoja de nori con una fina capa de arroz sushi, mientras te mojas las manos frecuentemente. Deje suficiente espacio para enrollar la sábana.

10. Coloca las tiras de batata asada en una línea recta a través del ancho de la hoja, a una pulgada del borde más cercano a ti.

11. Ponga las rebanadas de tofu y aguacate junto a los palitos de papa y use el papel pergamino como ayuda para enrollar la hoja de nori en un cilindro apretado.

12. Cortar el cilindro en 8 piezas iguales y refrigerar. Repita el proceso para el resto de las hojas y rellenos de nori.

13. ¡Sirve frío o guarda para disfrutar de este delicioso sushi más tarde!

Valor nutritivo por porción: Calorías 290, Carbohidratos 39,2 g, Grasas 10,3 g, Proteínas: 10,3 g.

Receta para la cena: Pasta vegetal

Tiempo de preparación 15 minutos/ Tiempo de cocción 15 minutos/ Sirve 8

Ingredientes:

- 5 oz de pasta
- 2 cucharadas de aceite de oliva
- 3 tomates en cubos
- ½ taza de albahaca picada
- 6 oz de brócoli escurrido y picado
- 1 cucharada de vinagre
- 2 cucharadas de cebollino picado
- 1 cucharada de alcaparras para bebés

Instrucciones:

1. Cocina la pasta según las instrucciones del paquete.
2. En un tazón agregue aceite de oliva, vinagre, tomates y alcaparras y mezcle bien todos los ingredientes.
3. Añade la pasta cocida y mézclala y déjala durante unos 5 minutos.
4. Ahora pon todos los ingredientes restantes en él y bátelos bien. Está listo para servir.

Valor nutritivo por porción: Calorías 594, carbohidratos 57g, proteínas 21g, grasas 24g

Receta de postres y bocadillos: Zanahoria, especias, galletas de avena

Tiempo de preparación 20 minutos/ Tiempo de cocción 10 minutos/ Sirve 12

Ingredientes

- 1 taza de avena
- 3/4 de taza de harina de trigo
- 1 1/2 cucharadita de polvo de hornear
- 1 cucharadita de canela molida
- 1/2 cucharadita de clavos molidos
- 2 cucharadas de aceite de coco derretido
- 1/2 taza de leche de coco
- 1/2 taza de compota de manzana
- 1 cucharadita de extracto de almendra
- 1 taza de azúcar de coco granulada
- 1 taza de zanahorias, finamente ralladas

Instrucciones:

1. Caliente el horno a 325°F y forre una hoja de hornear con papel pergamino. Hazte a un lado.
2. Añade la avena, la harina, la canela en polvo y el clavo en un tazón mediano.
3. Remueve bien y luego hazte a un lado.

4. Toma un gran tazón para mezclar y añade el aceite, la leche de coco, el puré de manzana, el extracto de almendras y el azúcar de coco.
5. Revuelva bien y luego añada lentamente la mezcla de harina.
6. Añade la zanahoria y dóblala.
7. Ponlo en la bandeja de hornear y métalo en el horno durante 8-10 minutos.
8. Enfriar ligeramente y luego servir y disfrutar.

Valor nutritivo por porción: Calorías: 181, carbohidratos: 28g, Grasas: 5g, Proteínas: 4g

DÍA 20

Receta de desayuno: Desayuno de semillas de melocotón y Chia Parfait

Tiempo de preparación: 5 minutos/ Tiempo de cocción: 10 minutos/ Sirve: 4

Ingredientes
- ¼ semillas de chia de taza
- 1 cucharada de jarabe de arce puro
- 1 taza de leche de coco
- 1 cucharadita de canela molida
- 3 melocotones medianos, cortados en dados pequeños
- 2/3 de taza de granola

Instrucciones:
1. Busca un pequeño tazón y añade las semillas de chía, el jarabe de arce y la leche de coco.
2. Revuelva bien, luego cúbralo y póngalo en la nevera durante al menos una hora.
3. Busca otro bol, añade los melocotones y espolvorea la canela. Hazte a un lado.
4. Cuando llegue el momento de servir, toma dos vasos y vierte la mezcla de chia entre los dos.
5. Espolvorea la granola por encima, guardando una pequeña cantidad a un lado para usarla para decorar más tarde.
6. Ponga los melocotones encima y la granola de reserva y sirva.

Valor nutritivo por porción: Calorías: 260, Carbohidratos: 22g, Grasas: 13g, Proteínas: 6g

La receta del almuerzo: Hamburguesas de frijol negro y quinoa

Tiempo de preparación 40 minutos/ Tiempo de cocción 8 minutos/ Sirve 3

Ingredientes:

- 1 taza de frijoles negros secos
- ½ taza de quinua seca
- ½ cebolla morada, picada
- ¼ taza de pimiento
- 2 cucharadas de ajo, picado
- ½ taza de harina de trigo integral
- 2 cucharadas de aceite de oliva
- ½ cdta. de hojuelas de pimiento rojo
- ½ cdta. de pimentón
- 1 cdta. de sal
- 1 cucharadita de pimienta
- 4-6 hojas grandes de lechuga
- Semillas de sésamo tostadas

Instrucciones:

1. Calentar una cucharada de aceite de oliva en una sartén a fuego medio-alto, y luego agregar las cebollas, los pimientos, el ajo, la sal y la pimienta.

2. Saltear hasta que los ingredientes empiecen a suavizarse, durante unos 5 minutos. Quita la sartén del fuego y deja que se enfríe durante unos 10 minutos.

3. Una vez que las verduras se hayan enfriado, ponlas en un procesador de alimentos junto con los frijoles cocidos, la quinua, la harina y las especias restantes; pulsa hasta que sea una mezcla con trozos.

4. Coloca una cacerola cubierta con papel pergamino y forma la mezcla en 6 hamburguesas de tamaño uniforme.

5. Coloca las hamburguesas en la sartén y ponlas en el congelador durante unos 5 minutos para evitar que se desmoronen.

6. Calienta el aceite restante en una sartén a fuego alto y añade las hamburguesas.

7. Cocina las hamburguesas hasta que se doren, durante unos 2-3 minutos por cada lado.

8. Sirva cada hamburguesa envuelta en una hoja de lechuga (o panecillo de hamburguesa) y, si lo desea, coloque encima las semillas de sésamo tostadas opcionales. Alternativamente, guardar para disfrutar más tarde.

Valor nutritivo por porción: Calorías: 200, Carbohidratos: 40,5 g, Grasas: 10,6 g, Proteínas: 9,5 g.

Receta para la cena: Pasta de verano con ajo y calabacín

Tiempo de preparación 10 minutos/ Tiempo de cocción 10 minutos/ Sirve 4

Ingredientes:

- 4 calabacines
- 1 paquete pequeño de pasta cocida
- ½ col morada en rodajas finas
- 1 cucharada de aceite de oliva
- 10 dientes de ajo picados
- 1 cucharada de jugo de limón
- 1 taza de tomillo de limón
- 2 cucharadas de almendras picadas
- ½ cucharadita de sal y pimienta negra molida

Instrucciones:

1. Precaliente el horno a 450F y hornee calabacines durante unos 8 minutos.
2. Tome un tazón grande, añada calabacín horneado, col y pasta en él, y bata bien.
3. Ahora agregue todos los elementos restantes en él y mézclelo y está listo para servir.

Valor nutritivo por porción: Calorías 255, Proteínas 8g, Grasas 17g, Carbohidratos 21g

Receta de postres y bocadillos: Manzanas de canela

Tiempo de preparación: 20 minutos/ Tiempo de cocción: 60 minutos/ Sirve: 4

Ingredientes:

- 2 manzanas
- 1 cucharadita de canela

Instrucciones:

1. Precalentar la estufa a 220 grados F.
2. Deshuesa las manzanas o córtalas en rodajas con una cuchilla afilada o un cortador de mandolina.
3. Colócalos en un bol y espolvoréalos con canela. Usa tus manos para asegurarte de que las manzanas están completamente cubiertas.
4. Disponga los cortes de manzana en una bandeja de silicona o en una hoja para hornear forrada con papel de pergamino.
5. Hornea durante una hora y luego voltea las manzanas.
6. Hornea durante una hora más. Entonces, apaga el horno y deja la sábana en la estufa hasta que se enfríe.
7. Servir cuando se desee o almacenar en un contenedor sellado hasta una semana.

Valores nutricionales por porción: Calorías 33, Grasa 0.1 g, Carbohidratos 9.1 g, Proteínas 0.2 g

DÍA 21

Receta de desayuno: Galletas con chispas de chocolate

Tiempo de preparación: 20 minutos/ Tiempo de cocción: 0 minutos/ Sirve: 20

Ingredientes:
- 1½ tazas de anacardos asados, salados
- Dátiles Medjool sin hueso de 8 onzas
- 3 cucharadas de aceite de coco
- 2 cucharaditas de extracto de vainilla
- 2 tazas de avena a la antigua.
- 1 taza de chispas de chocolate semidulce o negro.

Instrucciones:
1. Forrar una hoja de hornear con papel de pergamino.
2. En el tazón de un procesador de alimentos, agregue los anacardos, los dátiles, el aceite de coco, la vainilla y la avena.
3. Pulso hasta que se combinen, y todos los bultos se rompan.
4. En el caso de que la masa parezca estar seca, añada una cucharada más de aceite de coco y un poco de agua. Mezcla las chispas de chocolate.
5. Divide la mezcla en bolas del tamaño de 18 a 20 cucharadas y colócalas en la bandeja de hornear preparada. Usando la palma de su mano, presione delicadamente cada bola en círculos planos. Mueve la sábana al refrigerador por 10 o 15 minutos o

hasta que las galletas estén firmes. Valores **nutricionales por porción: Calorías** 207, Grasa 9.4 g, Carbohidratos 28.1 g, Proteínas 4.2 g

La receta del almuerzo: Curry tailandés verde

Tiempo de preparación 30 minutos/ Tiempo de cocción 18 minutos/ Sirve 4

Ingredientes:

- 1 taza de arroz blanco
- ½ taza de garbanzos secos
- 2 cucharadas de aceite de oliva
- Un paquete de 14 onzas de tofu firme, drenado
- 1 pimiento verde mediano
- ½ cebolla blanca, en cubitos
- 2 cucharadas de pasta de curry verde
- 1 taza de leche de coco reducida en grasas
- 1 taza de agua
- 1 taza de guisantes, frescos o congelados
- 1/3 de taza de albahaca tailandesa fresca picada
- 2 cucharadas de jarabe de arce
- ½ cdta. de jugo de lima
- Una pizca de sal

Instrucciones:

1. Corta el tofu en trozos de ½ pulgadas.
2. A fuego medio-alto, calentar el aceite de oliva en una sartén grande y freír el tofu unos 3 minutos por cada lado.

3. Saque la sartén de la estufa y ponga el tofu a un lado en un tazón mediano con los garbanzos cocidos.
4. Usando la misma sartén a fuego medio-alto, agregue el pimiento y las cebollas y saltee hasta que se ablanden, durante unos 5 minutos.
5. Retire la sartén del fuego, añada la pasta de curry verde, agua (o caldo vegetal) y leche de coco a la sartén.
6. Revuelva hasta que la pasta de curry esté bien incorporada; luego agregue el tofu, los garbanzos y los guisantes a la mezcla y cocine por 10 minutos más.
7. Ponga la albahaca tailandesa, el jarabe de arce y la sal, y lleve la mezcla a una burbuja de cocción baja, revolviendo constantemente durante unos 3 minutos. Quítalo del calor.
8. Servir con arroz, cubierto con albahaca tailandesa picada adicional, o guardarlo para más tarde!

Valor nutritivo por porción: Calorías: 327, Carbohidratos: 35,6 g, Grasas: 14,9 g, Proteínas: 12,5 g.

Receta para la cena: Pasta de pesto con tomate secado al sol

Tiempo de preparación 15 minutos/ Tiempo de cocción 15 minutos/ Sirve 5

Ingredientes:

- 1 taza de hojas de albahaca fresca
- 6 onzas de tomates secados al sol
- 1 cucharada de jugo de limón
- ½ cucharadita de sal
- ¼ taza de aceite de oliva
- ¼ taza de almendras
- 3 dientes de ajo picados
- ½ cucharadita de hojuelas de pimiento rojo picado
- 8 onzas de pasta

Instrucciones:

1. Cocina la pasta según las instrucciones dadas. Para su elaboración, el pesto tuesta las almendras a fuego medio en una pequeña sartén durante unos 4 minutos.

2. En una licuadora se ponen los tomates secados al sol, la albahaca, el ajo, el jugo de limón, la sal, las escamas de pimiento rojo y las almendras tostadas y se mezcla. Mientras que la mezcla añade aceite de oliva en ella y la mezcla, hasta que se convierte en forma de pesto.

3. Ahora cubre la pasta con el pesto y sírvela.

Valor nutritivo por porción: Proteína 30g, Calorías 345, Grasas 9g, Carbohidratos 34g

Receta de postres y bocadillos: Plátano Chocolate Crema de Niza

Tiempo de preparación 10 minutos/ Tiempo de cocción 0 minutos/ Sirve 2

Ingredientes

- 2 grandes plátanos maduros cortados en pequeños trozos, congelados durante al menos 12 horas
- 1/2 taza de leche de almendra sin azúcar
- 1/4 de taza de nueces picadas
- Plumas de cacao o chispas de chocolate vegetariano

Instrucciones:

1. Coge la licuadora y añade la leche de almendras y los plátanos y bate hasta que esté suave.
2. Añada más leche si es necesario.
3. Espolvorear con las nueces y luego servir y disfrutar.

Valor nutritivo por porción: Calorías: 249, carbohidratos: 32g, Grasa: 11g,

Proteína: 6g

DIA 22

Receta de desayuno: Queso de anacardo para untar

Tiempo de preparación: 5 minutos/ Tiempo de cocción: 0 minutos/ Sirve: 5

Ingredientes:

- 1 taza de agua
- 1 taza de anacardos crudos
- 1 cucharadita de levadura nutricional
- ½ cdta. de sal
- Opcional: 1 cucharadita de ajo en polvo

Instrucciones:

1. Remoje los anacardos durante 6 horas en agua.
2. Escurra y transfiera los anacardos remojados a un procesador de alimentos.
3. Añade una taza de agua y todos los demás ingredientes y mézclalos.
4. Para obtener el mejor sabor, sirva frío.
5. Disfrute inmediatamente, o guarde para más tarde.

Valor nutritivo por porción: Calorías: 151 kcal, Carbohidratos: 8,8 g, Grasa: 10,9 g, Proteína: 4,6 g.

La receta del almuerzo: Sopa de hongos y verduras

Tiempo de preparación: 5 minutos/ Tiempo de cocción: 25 minutos/ Sirve: 8

Ingredientes:

- 1 cebolla picada
- 3 cucharadas de aceite de oliva
- 3 dientes de ajo picados
- 2 tazas de flores de brócoli
- 12 onzas de hongos finamente cortados y recortados
- 8 tazas de caldo de verduras
- 1 calabacín cortado en dados
- 1 cucharada de orégano seco
- ¼ taza de salsa de soja
- 1 cucharada de tomillo seco
- 1 cucharadita de sal
- 1 cucharadita de pimienta negra molida

Instrucciones:

1. Cocina la cebolla en aceite a fuego medio durante 5 a 7 minutos.
2. Añade el ajo y cocina un minuto más. Ahora agregue todos los ingredientes restantes y cocine por unos 15 minutos. Mezclarlo y servirlo caliente.

Valor nutricional por porción: calorías 102, carbohidratos 19g, proteínas 5g, grasas 1g.

Receta para la cena: Ensalada de proteína de almendra tostada

Tiempo de preparación: 30 minutos/ Tiempo de cocción: 0 minutos/ Sirve: 4

Ingredientes:

- ½ taza de quinua seca
- ½ taza de frijoles marinos secos
- ½ taza de garbanzos secos
- ½ taza de almendras enteras crudas
- 1 cdta. de aceite de oliva extra virgen
- ½ cdta. de sal
- ½ cdta. de pimentón
- ½ tsp. cayena
- Una pizca de chile en polvo
- 4 tazas de espinacas, frescas o congeladas
- ¼ taza de cebolla morada, picada

Instrucciones:

1. Prepara la quinoa según la receta. Guardar en la nevera por ahora.
2. Prepara las judías según el método. Guardar en la nevera por ahora.

3. Mezcle las almendras, el aceite de oliva, la sal y las especias en un gran tazón, y revuelva hasta que los ingredientes estén cubiertos uniformemente.

4. Ponga una sartén a fuego medio-alto y transfiera la mezcla de almendras a la sartén caliente.

5. Asar mientras se remueve hasta que las almendras estén doradas, unos 5 minutos. Es posible que oigas los ingredientes estallar y crujir en la sartén mientras se calientan. Revuelva con frecuencia para evitar el ardor.

6. Apaguen el fuego y echen la quinoa y los frijoles cocidos y enfriados, las cebollas y las espinacas o las verduras mixtas en la sartén. Revuelva bien antes de transferir la ensalada de almendras tostadas a un bol.

7. Disfruta de la ensalada con el aderezo que prefieras, o, ¡guárdala para más tarde!

Valor nutritivo por porción: Calorías 206, Carbohidratos 25 g, Grasas 7,4 g, Proteínas: 10 g.

Receta de postres y bocadillos: Batido de Choc-Banana

Tiempo de preparación: 3 minutos / 2 porciones

Ingredientes

- 1 banana
- 2 cucharadas de semillas de cáñamo
- 2/3 de taza de agua
- 2 tazas de hielo
- 1 taza de leche de almendras o anacardo
- 2 cucharadas de polvo de proteína de chocolate vegano
- 2 cucharadas de polvo de cacao

Instrucciones:

1. Poner todo en una licuadora y hacer un bombardeo...
2. Viértelo en vasos y sírvelo.

Valor nutritivo por porción: Calorías 240, Carbohidratos 22 g, Grasas 6 g, Proteínas 24 g

Conclusión

Gracias por llegar al final de este libro. La dieta a base de plantas es adecuada para cualquiera que quiera mejorar la calidad de la vida cotidiana, aumentar el nivel de su energía, mejorar la salud y prevenir diversas enfermedades.

Las dietas a base de plantas se están volviendo muy populares y cada vez más personas están cambiando a dietas a base de plantas por diversas razones. Las dietas basadas en el consumo de alimentos vegetales y ricas en frijoles, nueces, semillas, frutas y verduras, granos enteros y alimentos a base de cereales pueden proporcionar todos los nutrientes necesarios para una buena salud y ofrecen alternativas asequibles, sabrosas y nutritivas a las dietas basadas en la carne. Todas las comidas a base de plantas son nutricionalmente equilibradas ya que contienen sólo ingredientes orgánicos y naturales saludables.

Sigue con esta simple dieta, y verás todos los beneficios para ti. ¡Esta es la dieta que no sólo a ti, sino a toda tu familia le encantará!

Lo que tienes que hacer ahora es probar las diferentes recetas que se describen en el libro. Como hemos visto en el libro, hay muchas ventajas de adaptarse a los alimentos vegetales. En general, es la mejor manera de llevar una vida sana. Si estás luchando con desafíos de peso, ¿por qué no pruebas las recetas bajas en calorías? No tienes que hacerte completamente vegetariano de vez en cuando, matando esos antojos de carne de la manera correcta. Con el tiempo te darás cuenta de los beneficios de comer alimentos vegetales.

CPSIA information can be obtained
at www.ICGtesting.com
Printed in the USA
LVHW080058251120
672607LV00026B/636